Ralf Moll
Gisela Held

Fasten *für* Berufstätige

Inhalt

Rezepte

Vorwort

In unserem Fastenwanderzentrum im Schwarzwald fasten jährlich Hunderte von Menschen, je nach Konstitution und Stoffwechsel, individuell mit frischen Säften, sonnengereiften Früchten oder basischen Gemüsesuppen. Unsere Faster bezeichnen diese Woche als Energietankstelle, laden einmal im Jahr ihre Akkus auf und reinigen gleichzeitig ihren Körper. Das Suppenfasten ist die am meisten praktizierte Fastenart, weil es vom Körper bestens vertragen wird. Genau dieses Suppenfasten eignet sich auch im Alltag und während der Arbeit, da die warmen Gemüsesuppen den Körper sanft entsäuern und keine Fastenkrisen entstehen. Es ist also möglich, mit leckeren Gemüsesuppen den Kreislauf und den Blutzucker stabil zu halten, Sie können somit fasten und arbeiten.

In diesem Buch erhalten Sie eine genaue Anleitung zur Durchführung einer Fastenwoche während der Arbeit. Das Schöne am Suppenfasten ist: Sie fühlen sich satt und ausgeglichen, obwohl sich Ihr Körper von seinen Depots ernährt. Das Hüftgold verschwindet mit jedem Fastentag mehr, Sie erleben eine Leistungssteigerung, bekommen eine lebendige Ausstrahlung und die Lebensfreude kehrt zurück. Sie werden sich wundern, wie leicht das Suppenfasten im Vergleich zu anderen Methoden trotz Arbeit ist.

Dieses Buch erzählt die Fastengeschichte von Thomas dem Manager, der spürte, dass eine Veränderung in seinem Leben ansteht, aber nicht wusste, wie er das anstellen sollte. Er war ein Workaholic und hatte nur wenig Zeit für sich und seine Gesundheit. Die Zipperlein summierten sich und wurden langwieriger, sodass Thomas die Notwendigkeit sah, etwas zu unternehmen. »Wenn Sie so weitermachen, sind Sie in ein paar Jahren ausgebrannt«, sagte sein Arzt zu ihm, »Sie enden im Burnout«. Diese Worte schockierten ihn, denn einige seiner Kollegen litten bereits an Burn-out und er wollte das auf jeden Fall vermeiden.

Durch das Suppenfasten hat Thomas seinen Körper komplett entsäuert und neue Energie getankt. Seine Erfahrungen zeigen Ihnen, mit welchen Hürden, Herausforderungen und Erfolgen Sie in der Woche zu rechnen haben. Machen Sie es wie Thomas – fangen Sie nach sorgfältiger Planung und Vorbereitung einfach an.

Sie finden am Ende dieses Buches viele Rezepte für köstliche Suppen und frische Säfte. Alle unsere Suppen sind in weniger als 30 Minuten zubereitet, viele sogar in nur 15 – optimal für das Fasten während der Arbeit. Wir begleiten Sie mit Thomas' Erfahrungen und der Hilfe eines Wochenplans, in dem wir Ihnen ganz gezielt Vorschläge machen. Und wenn es mal richtig schnell gehen muss oder Ihr Arbeitstag extrem lang wird, helfen unsere Blitzsuppen und -säfte. Viele Fastenspeisen können Sie schon vor Beginn der Woche vorbereiten, sodass Sie während der Fastenzeit keinen Stress haben.

Nutzen Sie das Suppenfasten und bringen Sie Ihren Körper in Topform. Unsere Yogaübungen unterstützen Sie dabei, optimal zu entsäuern. Diese Übungen können Sie im Büro durchführen, in der Mittagspause oder zur Entspannung zwischendurch.

Suppenfasten führt in einer Woche nicht nur zu einer Leistungssteigerung – Sie bekommen auch eine reine Haut, einen flachen Bauch, der Hüftspeck verschwindet und die Fingernägel werden wieder kräftig. Sie reinigen Ihren Darm, Ihr Gewebe, Ihren Zellstoffwechsel und entwickeln einen klaren Geist. Verschiedene Beschwerden wie Kopfschmerz und Migräne, Darmprobleme, Sodbrennen, Allergien und Hautreaktionen, schlechte Blut- und Cholesterinwerte sowie Bluthochdruck können durch das Suppenfasten gelindert, verbessert oder geheilt werden. Diese Beschwerden werden im Folgenden ebenfalls kurz besprochen.

Viel Spaß beim Suppenfasten während der Arbeit wünschen Ihnen Ralf Moll und Gisela Held.

»Eine Veränderung bewirkt stets eine andere Veränderung.«

Niccolo Machiavelli

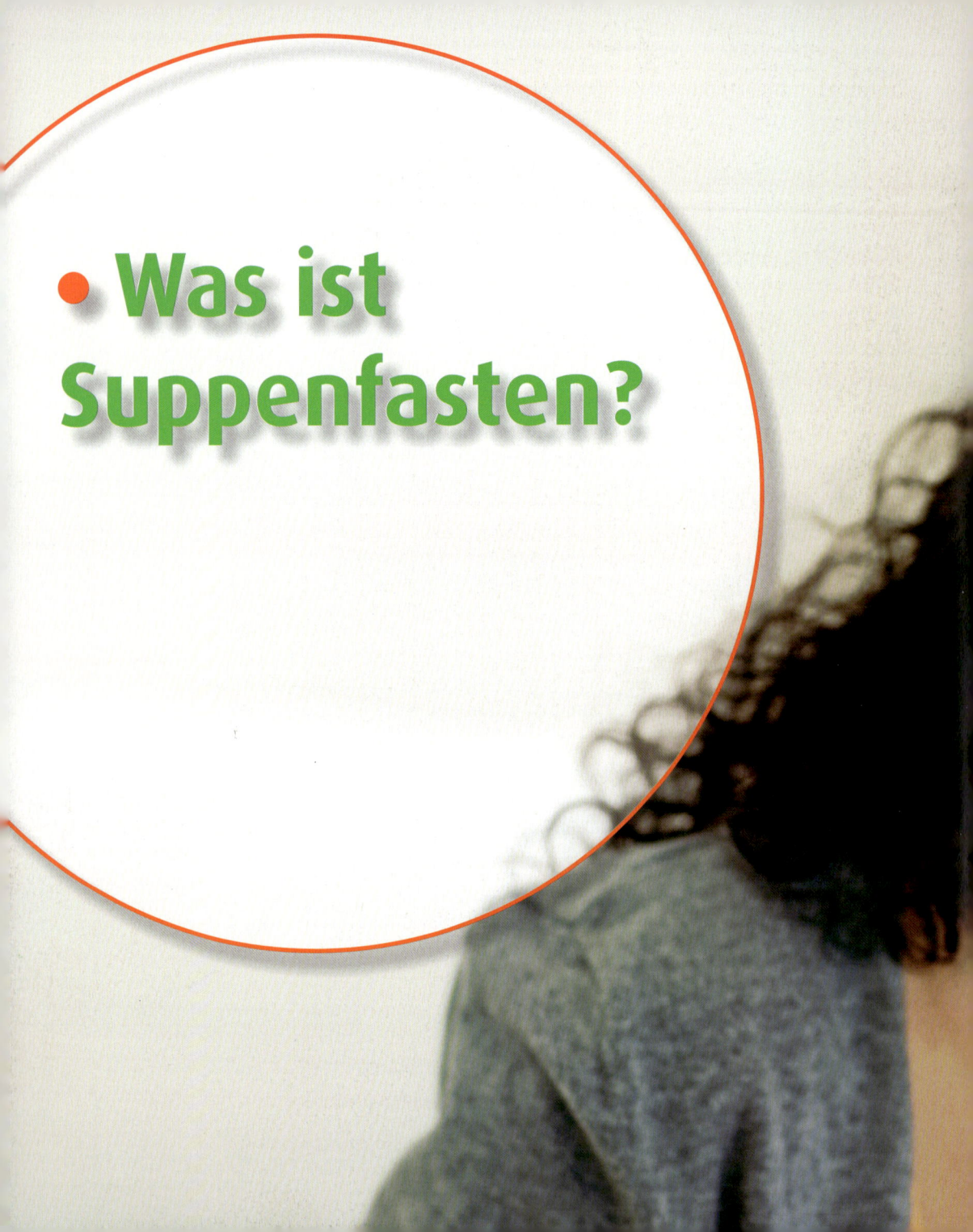

Was ist Suppenfasten?

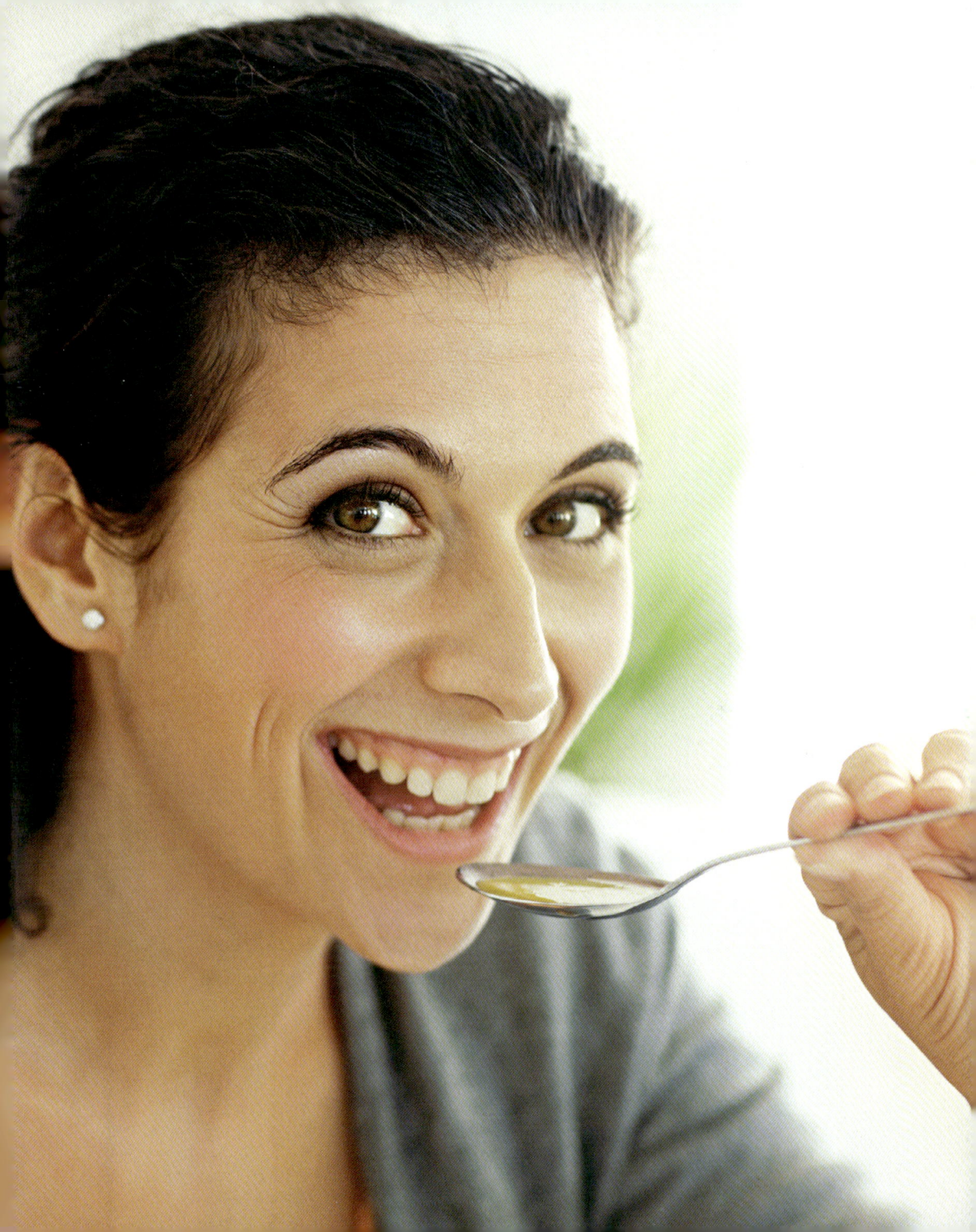

Der Unterschied zu anderen Fastenmethoden

Fasten wird definiert als der freiwillige Verzicht auf feste Nahrung und Genussmittel für eine bestimmte Zeit. Gleichzeitig werden alle Ausscheidungsprozesse des Körpers mit geeigneten Mitteln, die wir in diesem Buch genau beschreiben, und mit viel Bewegung unterstützt. Vielleicht haben Sie schon lange vor, eine Fastenwoche durchzuführen, aber immer kommt etwas dazwischen: Die Arbeit türmt sich, und der nächste Urlaub ist schon verplant. Außerdem haben Sie Bedenken, dass Sie das nicht schaffen. Schon gar nicht während einer Arbeitswoche. Was also tun? Machen Sie es endlich wahr – mit einer Woche Suppenfasten. Sie werden mit jeder Menge neuer Energie und Glückshormonen belohnt!

Im Vergleich zu anderen Fastenarten werden beim Suppenfasten alle Zutaten mitpüriert. So hat die Suppe mehr Konsistenz, die wiederum sättigt. Trotzdem ist der Darm von seiner Arbeit befreit, bekommt etwas Warmes und kann sich optimal regenerieren. Und das Tolle daran: Pürierte Gemüsesuppen sind die Light-Küche der Natur. Die Kilos purzeln, Abnehmen ist garantiert.

Die Frühstückssuppen haben einen leicht verdaulichen Getreideanteil, der, dank seiner Schleimstoffe, auf Ihren Verdauungstrakt wie Kosmetik von innen wirkt. Mittags und abends gibt es abwechslungsreiche Gemüsesuppen, die über den Gehalt an basischen Mineralstoffen die Säuren binden, damit diese ausgeschieden werden können. Mangelerscheinungen sind somit ausgeschlossen. Gleichzeitig sind es genau diese Inhaltsstoffe, die Sie brauchen, um mit Stress besser umgehen zu können, und die wir durch eben diesen Stress viel schneller verschleißen. Ganz nebenbei fluten Sie Ihren Körper mit sekundären Pflanzenstoffen, die vor Viren, Bakterien und Oxidation schützen.

Ergänzt wird das Suppenfasten durch das Trinken von Säften (frisch gepresst oder aus dem Biomarkt), Kräutertee, Wasser, heißer Zitrone und unserem Muntermacher am Morgen.

Während Ihre Kollegen ihr Frühstücksbrötchen verspeisen, genießen Sie einen frisch gepressten Saft. Mit seinen Vitaminen und Enzymen ein echtes Stoffwechselwunder. Sie werden staunen, wie erfrischend und sättigend das ist. Sie haben dadurch den Vorteil, über den gesamten Arbeitstag mit wichtigen und nützlichen Stoffen versorgt zu werden. Auch für besonders herausfordernde Arbeitstage haben wir ein paar Joker für Sie im Ärmel. Da kann kommen, was will, Sie werden es schaffen.

Nichtsdestotrotz gehört auch zum Suppenfasten die Unterstützung der Ausscheidungsorgane. Die hierfür nötige tägliche Fastenroutine lässt sich aber in den Berufsalltag integrieren.

Sowie Sie den Entschluss gefasst haben, können Sie die notwendigen Vorbereitungen treffen. Der erste Schritt ist getan, die weiteren werden umso leichter fallen. Bereiten Sie sich mit zwei Entlastungstagen auf den Fastenstart vor. Idealerweise beginnen Sie an einem Donnerstag mit dem ersten Entlastungstag. Halten Sie sich das Wochenende frei. In den ersten beiden Tagen ist es sinnvoll, sich an die Fastenabläufe zu gewöhnen. Dann können Sie am Montag schon routiniert zur Arbeit gehen. Beenden Sie das Fasten am nächsten Freitag. Sie haben dann volle sieben Fastentage geschafft! Am Wochenende folgen noch zwei Aufbautage, danach ist der Fastenerfolg perfekt!

Vorteile des Suppenfastens

1. Sie entgiften, entschlacken und entsäuern Ihren Körper.
2. Sie verlieren lästige Kilos, das Hüftgold schwindet.
3. Sie haben keine Fastenkrisen wie z. B. Kreislaufbeschwerden oder Unterzuckerung.
4. Sie fühlen sich vital während der gesamten Fastenzeit, Ihr Blutzucker ist stabil.
5. Auch wenn Sie schlank sind, ist Fasten möglich (essen Sie dann mehr Suppe).
6. Sie reinigen und sanieren Ihren Darm.
7. Sie machen weder eine Diät noch eine Hungerkur.
8. Sie tanken Kraft und Energie für viele Monate.
9. Sie genießen leckere Suppen und frische Säfte, ohne Hungergefühl.
10. Fasten macht auch während der Arbeit Spaß!

Suppenfasten: die Lösung für den Berufsalltag

Diese Fastenmethode ist so schonend und angenehm, dass Sie Ihre Pflichten im Beruf sehr gut bewältigen können. Unsere Fastensuppen lassen sich schnell und leicht zubereiten. Sie können ein bis zwei Teller Suppe pro Mahlzeit zu sich nehmen – ganz so, wie es Ihnen guttut. Das macht Sie flexibler, und der Geist ist freier.

Die warmen Suppen und die leicht aufzunehmenden Kohlenhydrate aus den Kartoffeln und dem Gemüse fördern die

Wärmeproduktion. Personen, die leicht frieren, zu kalten Füßen und Händen neigen, kommen dadurch besonders gut zurecht. Grundsätzlich sinkt die Temperatur beim Fasten leicht, aber die Suppen halten den Wärmehaushalt stabil, egal zu welcher Jahreszeit. Auch andere wärmende Maßnahmen wie Ingwer- und Yogi-Tee, Fußbäder, Sauna und natürlich warme Kleidung sollten Sie nutzen. Denn wer permanent friert, kann nicht entgiften. Wir benötigen 37 °C Körpertemperatur, damit Stoffwechselabläufe optimal funktionieren. Kartoffeln, Gemüse und Kräuter enthalten viel Kalium. Es wirkt entwässernd und fördert alle reinigenden und entgiftenden Prozesse. Salzhaltige Lebensmittel wie Brot, Backwaren, Käse, Wurst, Fertigprodukte etc. fallen in der Fastenzeit weg. Da durch die Suppen nur wenig Kochsalz zugeführt wird, obwohl sie gewürzt sind, hat der Organismus endlich die Möglichkeit, all das überschüssige Salz, die Säuren und das Gewebewasser loszuwerden.

Mit jeder Fastensuppe entführen wir Sie in verschiedene Länder und Kulturen. Auch wenn Sie in dieser Woche arbeiten – nehmen Sie sich Zeit und erkunden Sie die vielfältigen Geschmäcker mit allen Sinnen. Bewusster Genuss ist ein Nebeneffekt beim Fasten, der Sie sicher auch danach begleitet und neue Motivation weckt.

Jungbrunnen Fasten

Fasten hat viele Vorzüge: Die Müdigkeit verschwindet ebenso wie die Zipperlein, die Energie kehrt zurück, man sieht blendend aus und nicht nur die Haut strahlt. Jede Körperzelle scheint sich zu verjüngen. Und tatsächlich: Beim Fasten werden Altlasten entsorgt, für die sonst keine Zeit ist. Der bewusste Verzicht auf die üblichen Nahrungs- und Genussmittel schenkt uns diese Zeit. Die körpereigenen Reparatursysteme laufen auf Hochtouren, um diese Gelegenheit bestmöglich zu nutzen. In jeder Nacht, wenn Sie schlafen, ist das genauso. Ein kurzer Fastenstoffwechsel wird an-, und mit dem »breakfast« (dem »Fastenbrechen«) wieder abgeschaltet – eigentlich. Denn leider schlafen wir oft nicht genug, gehen zu spät ins Bett, stehen sehr früh auf, essen zu spät und dann auch noch das

> »Man hilft den Menschen nicht, wenn man für sie tut, was sie selbst tun können.«
>
> *Abraham Lincoln*

Falsche. Diese Dinge hindern den Körper, die nächtliche Fastenzeit für die Zellreparatur nutzen zu können. Doch nun geben Sie sich eine ganze Woche, um aufzuräumen!

Wer darf fasten?

Fasten ist grundsätzlich für alle gesunden Menschen möglich. Es gibt wenige Ausnahmen, die gegen die Durchführung einer Fastenwoche sprechen: Nicht geeignet ist eine Fastenwoche für unterernährte, geschwächte Personen, Kinder, Magersüchtige und Menschen mit schweren Psychosen. Ebenfalls ungeeignet ist das Fasten für Menschen mit starker Schilddrüsenüberfunktion und Nierenerkrankungen sowie für Schwangere und Stillende. Bei fortgeschrittenen chronischen Erkrankungen sollten Sie nur unter therapeutischer Aufsicht fasten. Falls Sie unsicher sind, fragen Sie bitte Ihren Arzt oder Heilpraktiker.

Die ideale Vorbereitung

Wenn Sie die Gemüsesuppen für die Fastenwoche vorkochen und einfrieren, können Sie die jeweilige Suppe nach Bedarf auftauen und haben Zeit gespart. Besorgen Sie sich vorher auch alle Fastensäfte, Tees und die Brühe. Eine Tasse Fastenbrühe können Sie sich jederzeit im Büro

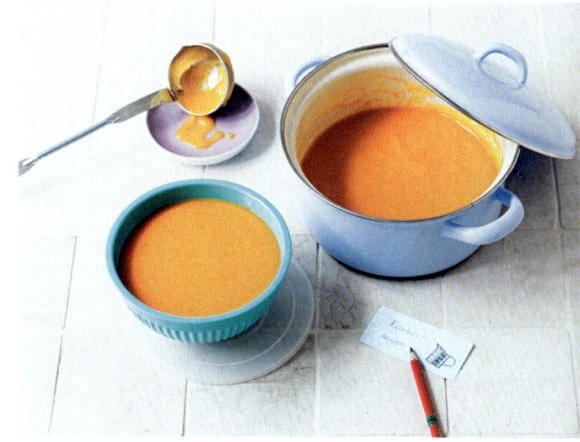

● *Kochen Sie Suppen vor und frieren Sie diese ein, damit Sie einen kleinen Vorrat haben.*

zubereiten: einfach nur heißes Wasser hinzufügen. Wenn Sie sich die Zutaten für die Blitzsuppen bereitstellen, ist im Notfall schnell eine Suppe gezaubert!
Säfte sind frisch gepresst natürlich am besten. Alternativ können Sie Biosäfte aus der Flasche nehmen und mit unseren Blitzsaft-Rezepten auf Seite 116f. variieren und aufpeppen.
Wichtig ist, dass Sie in der Arbeit keinen Stress mit einer komplizierten Zubereitung haben und Ihnen auch zu Hause mehr Zeit zur Verfügung steht. Alle weiteren Informationen finden Sie in unserem ausführlicheren Plan zur Vorbereitung auf die Fastenwoche auf Seite 51.

Schlank statt sauer

Ganz unbemerkt sammelt unser Körper im Laufe der Zeit Schlacken an. Die Schulmedizin leugnet, dass es solche gibt. Dabei kennt man sehr wohl Ablagerungen in den Gefäßwänden, die das Risiko für Herzinfarkt und Schlaganfall erhöhen. Man kennt sehr wohl Harnsäurekristalle, die zu einem Gichtanfall führen. Man kennt sehr wohl Darmprobleme mit Verstopfung, Blähungen und vieles mehr. Immer spielt das Säure-Basen-Gleichgewicht eine Rolle. Räumen Sie durch das Fasten richtig auf. So wird Ihr Gewebe wieder durchgängig, der Darm wieder funktionstüchtig, der Stoffwechsel angekurbelt. Haben Sie erst einmal entrümpelt, klappt das Abnehmen auch viel besser. Die Säuren verlassen den Körper, und Sie werden leichter! Die Hauptursache für die Verschlackung ist in der heutigen Zeit sicherlich die Ernährung. Der Mensch benötigt gesunde basische Kost,

um die Nahrung optimal verbrennen zu können. Daraus bezieht er seine Energie, er ist leistungsfähig. Dennoch: Egal wie gesund sich jemand ernährt, entschlacken muss jeder, da eine vollständige Verbrennung der Nahrung kaum möglich ist. Schlacken fallen immer an. Je schlechter die Nahrung jedoch ist, umso mehr Säure und Zwischenprodukte entstehen. Morgens nur ein schneller Kaffee, mittags Fast Food und abends Geschäftsessen mit viel Alkohol erhöhen den Säurepegel des Körpers stetig. Schlackenstoffe sind also Stoffwechselzwischen- oder Endprodukte, die der Körper nicht ausscheiden kann, sondern die dort abgelagert werden.

Säuren und Schlackenstoffe, die während der Fastenzeit ausgeschieden werden

1. Überflüssige Blutfette, fettähnliche Stoffe, Cholesterin etc.
2. Eiweiß und eiweißhaltige Abfallprodukte aus der Zellerneuerung (alte, defekte oder kranke Zellen, Zellbausteine oder Enzyme)
3. Altlasten aus dem Entzündungsstoffwechsel (aus alten, aktuellen oder chronischen Erkrankungen)
4. Auslöser von Entzündungsreaktionen aus dem Fleisch- und Wurstverzehr

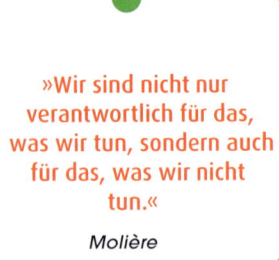

»Wir sind nicht nur verantwortlich für das, was wir tun, sondern auch für das, was wir nicht tun.«

Molière

7. Saure Abbauprodukte aus Alkohol-, Süßigkeiten- und Kaffeekonsum
8. Lebensmittelzusatzstoffe wie Farb-, Geschmacks- und Konservierungsstoffe
9. Arzneimittelrückstände chemischer Medikamente
10. Rückstände aus landwirtschaftlicher Produktion wie Düngemittel, Pestizide etc.
11. Umweltnoxen, Schwermetalle wie Blei, Kadmium, Quecksilber etc.

Ist der Körper von diesen Schlacken befreit oder stark entlastet, ist es nachvollziehbar, dass nach der Fastenzeit eine unglaubliche Vitalität verspürt wird. Alle Systeme sind wieder durchgängig und frei – ein gutes Gefühl! Nebeneffekt: Die lästigen Fettpölsterchen sind auch verschwunden!
Beim Fasten sollen die anfallenden Säuren und Schlacken neutralisiert, gebunden und ausgeschieden werden. Leider wird darauf oft nicht genug geachtet. Denn dafür benötigt der Körper neben ausreichend Flüssigkeit vor allem basische Mineralstoffe. Diese werden durch die Suppen und Säfte – aber auch durch den Basenkomplex und die Tonerde – bereitgestellt. So kann das Fasten ohne Krisen verlaufen. Suppenfasten heißt, intensiv zu entsäuern, denn so werden die Schlackenstoffe über Darm, Nieren, Lunge und Haut ausgeschieden.

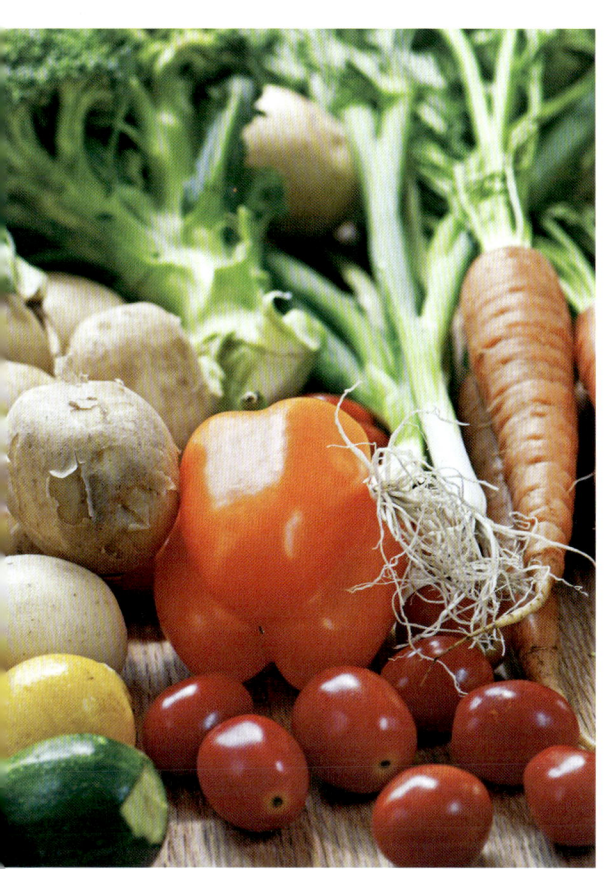

● *Gemüsesuppen und -brühen sind ideale Basenlieferanten.*

5. Schwefel-, Phosphor- und Harnsäure aus dem Verzehr von Fleisch, Wurst und Milchprodukten, vor allem Hartkäse
6. Darmfäulnisprodukte wie z. B. Ammoniak, Indol, Skatol aus dem Verzehr von tierischem Eiweiß

Alarmstufe Stress

Mühelos allen Anforderungen gerecht werden, sich voll konzentriert in die Arbeit vertiefen, im Augenblick aufgehen – kennen Sie das? Die Psychologen nennen dies »Flow-Zustand«. Man erbringt Höchstleistungen, ohne sich anzustrengen. Dieses besondere Glücksgefühl hatten Sie früher vielleicht an jedem einzelnen Arbeitstag, waren voller Motivation und am Abend sehr zufrieden. Heute sind Sie nur noch gerädert, erschöpft, müde? Termine, Zeitdruck und die permanente Erreichbarkeit lassen keinen Raum mehr. Das Handy ist überall dabei, unzählige Mails müssen beantwortet werden, alles will gleichzeitig erledigt sein. Auf der einen Seite macht das Spaß, und wir fühlen uns wichtig. Auf der anderen Seite wird der Druck immer größer. Das Hauptproblem ist jedoch, dass es immer schwieriger wird, ein Ende zu finden und wirklich Feierabend zu machen. Vor allem mental.

Der Stresstest: Soll ich mit Suppen fasten?

	Ja	Nein
1. Fühlen Sie sich erschöpft und energielos?	○	○
2. Kommen Sie ohne Kaffee nicht in Schwung?	○	○
3. Schlafen Sie schlecht und fühlen Sie sich morgens wie gerädert?	○	○
4. Leidet Ihre Konzentration?	○	○
5. Haben Sie öfter Kopfschmerzen?	○	○
6. Haben Sie manchmal Ohrgeräusche oder einen Tinnitus?	○	○
7. Sind Sie permanent angespannt?	○	○
8. Schmerzen Ihre Gelenke?	○	○
9. Haben Sie oft Rückenschmerzen?	○	○
10. Haben Sie hohen Bluthochdruck, erhöhte Blutfett- oder Cholesterinwerte?	○	○
11. Haben Sie einen nervösen Magen oder bereits ein Magengeschwür gehabt?	○	○
12. Leiden Sie unter Sodbrennen?	○	○

Ja Nein

13. Haben Sie Verdauungspro-
    bleme (Blähungen, Verstop-
    fung, Candida-Mykosen)?   ◯ ◯
14. Haben Sie Haarausfall?   ◯ ◯
15. Sind Ihre Fingernägel
    brüchig?   ◯ ◯
16. Leiden Sie an Allergien,
    Heuschnupfen, Asthma?   ◯ ◯
17. Trinken Sie regelmäßig
    Alkohol?   ◯ ◯
18. Essen Sie täglich tieri-
    sche Produkte, Fast Food,
    Fertigprodukte?   ◯ ◯
19. Essen Sie zu viele
    Süßigkeiten?   ◯ ◯
20. Essen Sie sehr unregelmä-
    ßig und abends oft zu viel?   ◯ ◯
21. Trinken Sie zu wenig
    Wasser?   ◯ ◯
22. Fehlt Ihnen die Motivation
    für Sport?   ◯ ◯
23. Machen Sie regelmäßig
    Urlaub?   ◯ ◯
24. Haben Sie Stress, Ärger,
    Sorgen, Kummer?   ◯ ◯
25. Leiden Sie unter uner-
    klärlichen Ängsten oder
    Depressionen?   ◯ ◯

● **Tipp**

**Wenn Sie seit Jahren mit
einer starken Übersäuerung
zu tun haben, ist das sanfte
Entschlacken mit basischen
Suppen ideal für Ihren
Stoffwechsel.**

Je mehr Fragen Sie mit »Ja« beantwortet
haben, desto höher ist der Grad der Übersäuerung in Ihrem Körper. Legen Sie los und
entsäuern Sie Ihren Stoffwechsel mit einer
Fastenwoche.

Warnsignale des Körpers

1. Konzentrations- und Gedächtnisstörungen: Bei permanenter Anspannung ist auch das Gehirn in ständiger Alarmbereitschaft. Ängste und Depressionen sind die Folge auf psychischer Ebene, auf der körperlichen wächst das Risiko für einen Schlaganfall.

2. Ohrgeräusche, Tinnitus: Bei den meisten fängt es ganz plötzlich an und bleibt. Die Nerven liegen blank. In der traditionell chinesischen Medizin werden die Ohren dem Nierenmeridian zugeordnet. Die Nierentätigkeit ist unter Stress aber eingeschränkt, sodass Betroffene die Ohrgeräusche als besonders belastend erleben.

3. Bluthochdruck: Die beiden Stresshormone Adrenalin und Cortisol treiben ihn in die Höhe. Das schädigt die Gefäße, ohne dass man es spürt. Es bilden sich Plaques, die die Gefäßwände verengen und den Blutfluss behindern. Wird dies zum Dauerzustand, steigt die Gefahr beispielsweise eines Herzinfakts erheblich. Cortisol fördert zudem die Fettspeicherung, was den Blutdruck erst recht anhebt. Wenn Sie außerdem noch starker Raucher sind oder jeden Tag Alkohol trinken, befinden Sie sich im Risikobereich.

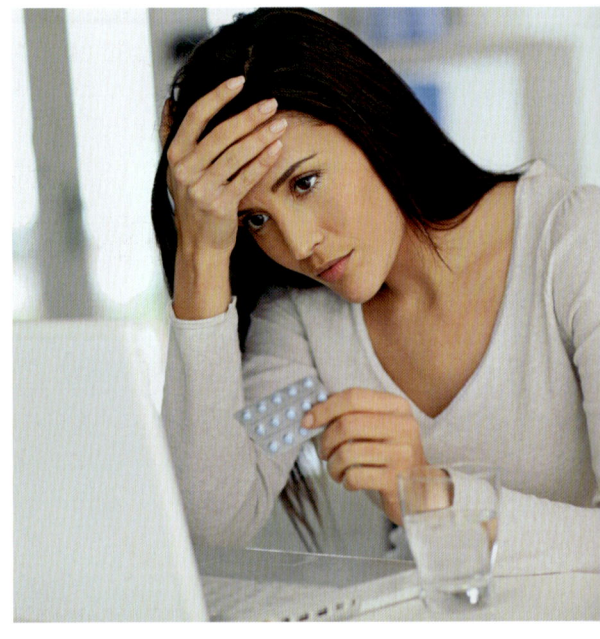

● *Zipperlein einfach wegfasten*

4. Erhöhter Blutzuckerspiegel: Dieser kann entstehen, wenn wir ständig unter Strom stehen. Denn dann beeinträchtigt das Stresshormon Cortisol die Wirksamkeit des Insulin. Dieses Hormon ist unter anderem dafür zuständig, den Zucker aus dem Blut zu schaffen. Im eigentlichen Sinne ist es aber durchaus sinnvoll, dass der Zucker, wenn wir Stress haben, im Blut bleibt, damit wir genügend Energie haben, um fliehen oder kämpfen zu können. Adrenalin, das andere Stresshormon, sorgt sogar dafür, dass Zucker ins Blut gelangt. Da der »Kampf« aber nur virtuell ausgetragen wird, benötigen wir den Zucker nicht. Zu viel Zucker schädigt die Gefäße ebenso. Außerdem steigt das Diabetesrisiko um ein Vielfaches.

5. Magenschmerzen, Verdauungsstörungen, Darmprobleme: Unter Stress ist die gesamte Verdauungsleistung stark eingeschränkt. Die produzierte Magensäure findet keine Arbeit und reizt die Schleimhäute. Sodbrennen macht sich bemerkbar, und das Magengeschwür gilt als Managerkrankheit. In den nachfolgenden Darmabschnitten ist die Leistung herabgesetzt, Verstopfung und Blähungen sind die Folge. Serotonin, der Botenstoff, der uns glücklich macht, wirkt auch im Darm und ist für den Weitertransport des Speisebreis verantwortlich. Unter Stress haben andere Botenstoffe das Sagen, der Darm wird träge.

6. Muskelverspannung: Muskeln sind unter Anspannung leistungsfähig. Fehlt jedoch der Entspannungsreiz, kommt es zu Verkrampfung und Schmerzen. Meist im Schulter- und Nackenbereich oder im unteren Rücken. Im schlimmsten Fall folgen Blockaden der Wirbel oder ein Bandscheibenvorfall. Wenn Sie viel Verantwortung tragen, fragen Sie sich, ob Sie das alles »schultern« müssen.

7. Veränderte Essgewohnheiten: Studien deuten darauf hin, dass ein erhöhter Cortisolspiegel bei den meisten Menschen das Verlangen nach Zucker und Fett steigert. Die Nahrungsaufnahme verringert die körperliche Anspannung. Das Belohnungssystem des Körpers lernt, dass Zucker und Fett gegen Stress helfen. Meist werden Kaffee und Süßigkeiten unbewusst und permanent konsumiert, wenn es stressig wird. Wenn Sie fasten, wird Ihnen bewusst, wie oft Sie sich während der Arbeit mit Essen belohnen oder beruhigen. Es wird Ihnen aber auch auffallen, wie wenig es Ihnen ausmacht, während der Fastenwoche auf diese Sachen zu verzichten.

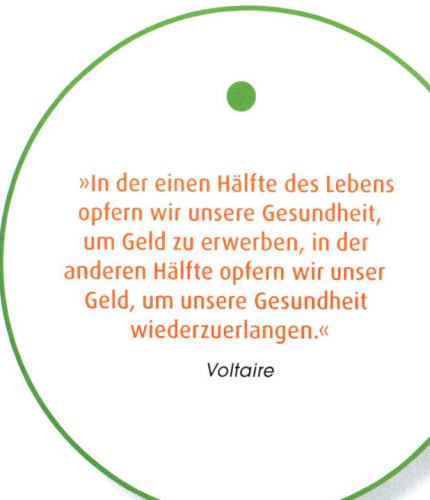

»In der einen Hälfte des Lebens opfern wir unsere Gesundheit, um Geld zu erwerben, in der anderen Hälfte opfern wir unser Geld, um unsere Gesundheit wiederzuerlangen.«

Voltaire

Gelassenheit statt Erschöpfung

Problematisch wird es, wenn Menschen seit Jahren eine 60-Stunden-Woche mit Termindruck und Stress haben, weil wichtige Projekte fertig werden mussten. Wochenenden und Urlaub reichen dann oftmals nicht aus, um die Energiereserven wieder aufzufüllen. Besonders Menschen in sozialen Berufen, die unter emotionaler Daueranspannung stehen, sind betroffen. Wenn diese Menschen in der Arbeit nur begrenzte Handlungsmöglichkeiten haben, wird die Belastung als aussichtslos empfunden. Fehlende Anerkennung, zu hohe Erwartungen und Ansprüche, auch an sich selbst, führen zur totalen Erschöpfung. Diese Form nennt man dann Burn-out. Dieses Ausgebranntsein äußert sich in unterschiedlichen Beschwerden wie z. B. Herzprobleme, Verdauungsbeschwerden, Kopf- und Rückenschmerzen, Unruhe, Konzentrationsstörungen, Müdigkeit oder Depression. Diese Beschwerden werden jedoch von den Betroffenen oft nicht in diesem Zusammenhang gesehen.

Häufig spielen körperliche Faktoren eine Rolle, auf die Betroffene selbst achten können:

1. Steigern Sie mit regelmäßiger Bewegung Ihr Wohlbefinden und Ihre Leistungsfähigkeit. Obwohl erschöpfte Menschen abends nach der Arbeit kaputt in den Sessel fallen und nur noch ihre Ruhe haben wollen, ist es gerade die mäßige Bewegung, die die Fitness zurückbringt. Denn nur Muskeln, die bewegt werden, bleiben aktiv. Auch Herz und Lunge werden immer schwächer, je weniger sie trainiert werden. Ein moderates Ausdauerprogramm dreimal die Woche (jeweils 30 bis 40 Minuten) hilft, sich besser zu fühlen und die Akkus aufzufüllen. Bewegen Sie sich so, dass Sie nicht aus der Puste kommen. Überwinden Sie Ihren inneren Schweinehund – es lohnt sich!

2. Besonders langjährige, chronische Darmprobleme beeinträchtigen die Aufnahme wichtiger Vitalstoffe über den Darm ins Blut. Diese Vitalstoffe sind jedoch unbedingt notwendig, um mit Stress umgehen zu können.

3. Wichtig ist es, körperliche Ursachen der Erschöpfung ärztlich abzuklären und entsprechend anzugehen. Häufig handelt es sich um eine Schilddrüsenunterfunktion, Schlafapnoe oder Eisenmangel.

4. Prüfen Sie neben den körperlichen Symptomen auch Ihre Einstellung und

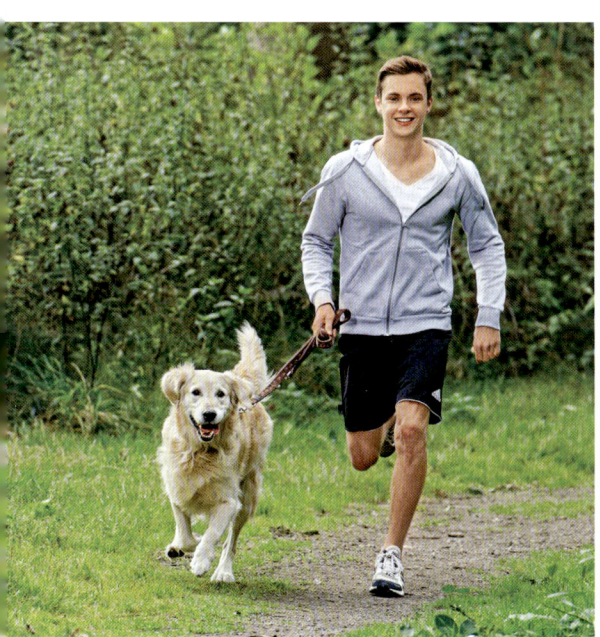

● *Ernährung, Bewegung, Entschlackung und Enthusiasmus beeinflussen die Gesundheit.*

Ihr Verhalten. Menschen, die burn-out-gefährdet sind, machen mehr, als gut für sie ist. Sie sorgen zu wenig für sich selbst, nehmen die eigenen Bedürfnisse nicht wahr und pushen sich mit zu viel Kaffee, Cola und Alkohol. Hier sollte mit professioneller Hilfe ein individuelles Schutzprogramm entwickelt werden. Sie sollten nicht erwarten, dass sich Ihr Umfeld ändert, nur Sie können sich ändern. Arbeitswut und Selbstausbeutung müssen gestoppt werden.

Vitalstoffe, die bei Erschöpfung helfen

Besonders ein Mangel an Nährstoffen kann die Symptome einer Erschöpfung begünstigen. Nicht alle Menschen sind optimal mit Vitaminen und Mineralien versorgt, die notwendig sind, um leistungsfähig und ausgeglichen zu sein. Eine einseitige Ernährung, Kantinenkost, Geschäftsessen, Fast Food und Süßigkeiten führen zu einer Unterversorgung mit wichtigen Vitalstoffen. Bei erschöpften Personen liegt oftmals ein Mangel an Magnesium, Kalium, Zink, Vitamin B1 und Q10 vor. Dies sollte durch die entsprechende Labordiagnostik abgeklärt werden. Ein erfahrener Therapeut stellt Ihnen ein Vitalstoffprogramm zusammen, um die leer gewordenen Speicher wieder aufzufüllen.

»Alle denken nur darüber nach, wie man die Menschheit ändern könnte, doch niemand denkt daran, sich selbst zu ändern.«

Leo Tolstoi

Die Vitalstoffe im Einzelnen

Magnesium

Dieses Leistungsmineral ist an 300 enzymatischen Reaktionen im Körper beteiligt. Es sorgt gleichermaßen für Gelassenheit und Energie. Bei Stress besteht ein höherer Magnesiumbedarf. Magnesium stabilisiert die Erregungsleitung zwischen Nerven und Muskeln und wirkt deshalb entspannend. Es ist enorm wichtig für die Entsäuerung der Muskelzellen, auch des Herzmuskels, und reguliert den Blutdruck. Ebenso unverzichtbar ist es für die Psyche, denn unser »Gute-Laune-Hormon« Serotonin wird auch mithilfe von Magnesium gebildet. Ein Mangel an Serotonin führt zu Schlafstörungen und Depressionen. Ein ausreichender Magnesiumstatus trägt erheblich zur psychischen Stabilität bei. Lassen Sie diesen stets im Vollblut untersuchen.

Kalium

Dieses basische Mineral ist in der Zelle enorm wichtig zur Regulation der Säure-Basen-Verhältnisse. Die wichtigsten Mangelsymptome sind Erschöpfung und Muskelschwäche. Besonders Obst, Gemüse und Kartoffeln sind optimale Kaliumlieferanten.

Zink

Zink ist an 200 enzymatischen Reaktionen beteiligt und deshalb unverzichtbar bei allen zentralen Stoffwechselprozessen sowie Vorgängen im Abwehrsystem. Weiterhin hilft es, Alkohol in der Leber abzubauen, und sorgt für schöne Haut, Haare und Fingernägel. Im Zentralnervensystem verursacht Zinkmangel Depressionen und Konzentrationsschwäche. Bei allen Stressereignissen liegt ein erhöhter Zinkbedarf vor. Essen Sie öfters Wal- und Paranüsse.

Vitamin C

Eine Vitamin-C-Unterversorgung führt zu einer reduzierten Stresstoleranz. Und umgekehrt: Je höher die Vitamin-C-Spiegel im Körper sind, desto geringer fallen die körperlichen Stressreaktionen aus. Vitamin C ist nur in pflanzlichen Lebensmitteln vorhanden, kaum speicherbar und muss über die tägliche Ernährung zugeführt werden. Unsere Suppen und Säfte sind wahre Vitamin-C-Bomben!

Der Vitamin-B-Komplex

Hierzu gehören viele Vitamine, die alle am Energiestoffwechsel beteiligt sind. Sie

»Nichts auf der Welt ist so mächtig wie eine Idee, deren Zeit gekommen ist.«

Victor Hugo

sorgen auf unterschiedliche Weise für eine optimale Energiefreisetzung und regeln wichtige Gehirn- und Nervenfunktionen. Auch hier ist unser Gehirn auf einige Vertreter dieser Vitamine angewiesen, wenn es darum geht, mittels Serotonin für gute Laune zu sorgen.

Q10

Die Heizkraftwerke in unseren Zellen, die Mitochondrien, brauchen das Coenzym Q10, um Energie zu produzieren. Zusammen mit Magnesium heizt es die Energieproduktion so richtig an. Ein Mangel an Q10 führt zu Energiearmut und anderen Erschöpfungssymptomen. Q10 ist fast überall enthalten, besonders gute Quellen sind Nüsse, Samen und hochwertige Pflanzenöle, vor allem Sesam- und Rapsöl. Für die richtige Funktion dieses Coenzyms ist das Arbeitsmilieu, also der Säure-Basen-Haushalt, mit entscheidend. Die dauerhafte Einnahme eines Cholesterinsenkers führt langfristig zu einem Q10-Mangel.

Omega-3-Fettsäuren

Diese gesunden Fette wirken entzündungshemmend und werden heute zu wenig mit der Nahrung aufgenommen. Studien aus den USA belegen, dass bei Depressionen und Erschöpfungszuständen ein niedriger Omega-3-Spiegel im Blut vorliegt. Dieser korreliert außerdem mit niedrigen Serotoninspiegeln im Gehirn. Die Symptome verbesserten sich, wenn Omega-3-Fettsäuren zugeführt wurden. Sie finden sich in Fisch, Lein-, Hanf- und Walnussöl. Gleichzeitig sollten Sie Omega-6-Fettsäuren reduzieren, die als Konkurrenten oftmals in der Überzahl sind. Meiden Sie Schweinefleisch und verwenden Sie Sonnenblumen-, Distel- und Maiskeimöl nur selten.

Zelloxygen-Immunkomplex

Der Stoffwechsel muss regelmäßig mit Vitaminen, Mineralien, Enzymen, Q10 und allen bioaktiven Substanzen versorgt werden. Die im Zelloxygen-Immunkomplex enthaltenen Vitamine B1, B6, B12 sowie Selen und Zink tragen zu einer normalen Funktion des Immunsystems bei, das weitere Spektrum an allen bioaktiven Substanzen verringert Müdigkeit und Erschöpfung.

● *Weitere Infos unter www.fasten-shop.de*

● **Tipp**

Bei körperlicher Belastung, Leistungsschwäche und Müdigkeit eignet sich z. B. ein Enzym-Hefe-Präparat, der Zelloxygen-Immunkomplex.

Auftanken durch Suppenfasten

Auch im Beruf können Sie durch das Fasten wieder neue Kräfte mobilisieren. Energiemangel ist eines der größten Probleme, wenn man voll im Berufsalltag steht. Die Arbeit scheint alle Energie aufzusaugen. Nach Feierabend warten die Alltagspflichten, die Zeit rennt davon, an Bewegung und Entspannung verschwendet man keinen Gedanken. Aber Ihre Ressourcen sind größer, als Sie denken. Den Glauben, dass Kuchen oder Gummibärchen am Nachmittag für einen Energieschub sorgen, widerlegen Sie beim Fasten. Denn gerade der Verzicht sorgt für neue Energie.
Gezielte Bewegungseinheiten und Blitzentspannung sorgen für mehr Bewusstsein und Achtsamkeit für die eigenen Bedürfnisse. Sie werden feststellen, dass Sie sich wieder besser konzentrieren können, gleichbleibend leistungsstark sind und dass die Müdigkeit verschwindet. Diese Parameter kann man nicht messen, aber spüren. Die Gelenke werden beweglicher, die Gefäße geschmeidiger, die Muskulatur wird weicher. Fasten ist die beste Gesundheitsprophylaxe. Es verbessert das Körpergefühl und bringt uns die Gelassenheit zurück.

Suppenfasten hilft bei Müdigkeit, Leistungsabfall, Erschöpfung

Schlafstörungen, Konzentrations- und Leistungsschwäche sind Ausdruck von Erschöpfung und Übersäuerung. Naturheilkundlich betrachtet ist die Müdigkeit der Schmerz der Leber und hängt direkt mit dem Grad der Übersäuerung und der Verschlackung zusammen. Die Leber ist das zentrale Organ für die Entgiftung, aber auch für die Energiebereitstellung. Ein echtes Multitasking-Talent. Heute hat die Leber mehr denn je zu tun: Wir essen zu viel, zu fett, zu süß, zu viel tierisches Eiweiß und trinken dazu gerne mal ein Glas Wein oder zwei! Tabak, schnell mal ein Schmerzmittelchen, Giftstoffe aus der Umwelt etc. tun ihr Übriges. Bei diesem Lebensstil hat die Leber keine Minute Ruhe. Kommen dann noch Sorgen, Kummer und Ärger dazu, ist das Maß voll. Denn darauf reagiert dieses eigentlich starke Organ wie eine Mimose. Starke Müdigkeit, eine schlechte Schlafqualität, vor allem zwischen 1 und 3 Uhr nachts, und allgemeine Erschöpfung sind eindeutige Zeichen dafür, dass mit der Leber etwas nicht stimmt.
Entgiftet die Leber nicht mehr richtig, sammeln sich die Schlacken im Körper erst recht an. Somit verschlechtert sich auch

zunehmend die Energiebereitstellung, und Sie erleben immer öfter ein Leistungstief. Fasten reinigt den Leberstoffwechsel intensiv, sodass dieser wieder voll funktionstüchtig ist. Viele Fastende berichten, dass sie nach nur einer Fastenwoche wieder Energie für sechs Monate haben!

Suppenfasten hilft bei erhöhtem Blutdruck, Blutzucker und Cholesterin

Hoher Blutdruck und schlechte Blutwerte sind in unserer Gesellschaft weitverbreitet. Viele Menschen nehmen deshalb regelmäßig chemische Medikamente ein. All dies sind Risikofaktoren für einen Herzinfarkt – die Höchststufe der Übersäuerung und Verschlackung und die Zivilisationskrankheit Nummer eins. Die Gefäße »verkalken« über die Jahre: Schlackenstoffe lagern sich an den Gefäßwänden ab und machen eine Sauerstoffzufuhr zum Herzen unmöglich. Erste Anzeichen dieser Prozesse sind schlechte Blutwerte wie erhöhte Werte von Blutfetten, Cholesterin, Homocystein und Blutzucker sowie Bluthochdruck. Die genannten Laborwerte können durch regelmäßige Entschlackung hervorragend in den Normbereich gelenkt werden. Probieren Sie es einfach aus und machen Sie den Vorher-Nachher-Test!

● Tipp

Nach der Fastenzeit lohnt sich eine Überprüfung der Blutwerte. Leber- und Blutwerte können schon nach einer Woche wieder in der Norm liegen. Eine Ausnahme bildet die Harnsäure: Dieser Wert steigt durch die starke Ausscheidung und den Abbau veralteter Zellen kurz an, fällt nach wenigen Tagen jedoch in den Normbereich zurück. Optimal wäre die Blutuntersuchung deshalb drei Wochen nach dem Fasten.

Eine Woche Suppenfasten stellt eine optimale Gesundheitsprophylaxe und Entlastung für das Herz-Kreislauf-System dar. Wichtig dabei ist, regelmäßig zu fasten, damit der Stoffwechsel die Möglichkeit erhält, all diese überschüssigen Stoffe auszuscheiden. Aus unseren langjährigen Erfahrungen können Medikamente auch, je nach Fall, reduziert oder teilweise ganz abgesetzt werden. Beispielsweise kann der Einsatz von Blutdruck- und Cholesterinsenkern mit ihren möglichen Nebenwirkungen deutlich reduziert werden. Besprechen Sie dies bitte immer mit Ihrem behandelnden Arzt, setzen Sie nie eigenständig Ihre Medikamente ab!

Suppenfasten hilft bei Verdauungsproblemen und Infektanfälligkeit

Der Darm ist unsere größte Kontaktfläche zur Außenwelt. Diese Grenzfläche, die wichtige Abwehrfunktionen hat, weist die Größe eines Tennisplatzes auf (500 qm). Der gesamte Verdauungstrakt ist mit Bakterien besiedelt, der Darmflora. Sie ist fester Bestandteil des Immunsystems, dessen Heimat zu 80 Prozent im Darm liegt – und sie ist sehr empfindlich. Nicht nur Antibiotika und andere Medikamente fügen hier Schaden zu, sondern auch ungeeignete Nahrung mit einem hohen Anteil an tierischem Eiweiß, zu viel Zucker und zu wenig Ballaststoffen aus pflanzlicher Nahrung. Dann kommt es zu Veränderungen in der Zusammensetzung der Darmflora, was wiederum die Schleimhaut schädigt und deren Barrierefunktion stört. Verstopfung, starke Blähungen, Allergien, Infektanfälligkeit, Nahrungsmittelunverträglichkeiten, Divertikel und ein erhöhtes Darmkrebsrisiko sind die Folge.

Eine Ruhigstellung des Darms durch das Fasten bewirkt eine Veränderung der Bakteriensituation und eine Reinigung der Schleimhaut. Wissenschaftliche Studien belegen, dass eine Fastenkur in der Lage ist, die Immunparameter im Darm zu erhöhen und für eine Abwehr von Allergien zu sorgen.

Eigene Erfahrungen mit Fastenden und Tausenden von Stuhluntersuchungen im Fachlabor Enterosan, Bad Bocklet, können die positiven Veränderungen bestätigen. Besonders die Darmflora verändert sich nach Fastenzeiten signifikant. Ebenso ist eine entzündete Darmschleimhaut durch die Ruhigstellung des Verdauungstraktes in der Lage, sich zu regenerieren.

Kranker Darm macht Depressionen

Hätten Sie gedacht, dass ein gestörter Darm mit Fruktoseintoleranz sogar Depressionen verursachen kann? Fruktose ist ein anderer Name für Fruchtzucker, der, um aus dem Darm in den Körper aufgenommen werden zu können, ein Transportmolekül benötigt. Dies ist bei Fruktoseintoleranz nicht oder nur unzureichend möglich. Auch Menschen, die ihren Durst nur mit Softdrinks stillen und viele Süßigkeiten essen, überlasten dieses Transportsystem unter Umständen. Die Fruktose verbleibt stattdessen im Darm und verbindet sich, statt mit dem geeigneten Transporter, mit Tryptophan. Diese Verbindung wird dann über den Stuhl ausgeschieden. Das Tryptophan ist eine Aminosäure und der Ausgangsstoff für unser Glückshormon Serotonin. Wird dieser wichtige Stoff erst gar nicht aufgenommen, kann auch kein Glück »produziert« werden. Selbst wenn Sie nicht an einer Fruktoseintoleranz leiden, achten Sie darauf, nicht zu viele Süßspeisen und vor allem Süßgetränke zu sich zu nehmen. Natürliche Lebensmittel wie Obst enthalten zwar auch Fruktose, diese ist aber nicht künstlich isoliert und stellt meist kein Problem dar, sofern eben keine manifeste Fruktoseintoleranz besteht.

Suppenfasten hilft bei Kopfschmerzen und Migräne

Kopfschmerzen und Migräne können an einer hohen Schlackenbelastung des Stoffwechsels liegen. Es kommt zu Durchblutungsstörungen im Kopfgefäßsystem. Dies hängt mit der Versteifung der roten Blut-

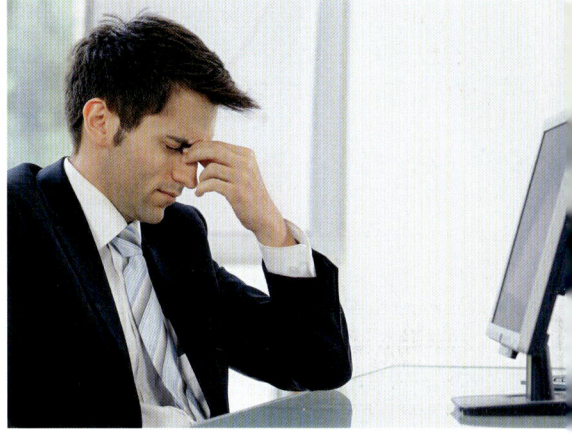

● *Entlasten Sie Ihren Stoffwechsel.*

körperchen zusammen, die mit zunehmender Übersäuerung immer unflexibler werden und immer weniger Sauerstoff transportieren können. Zudem ist es interessant, bei wiederkehrenden Kopfschmerzen einmal den Darm zu beleuchten. Eine krank machende Besiedelung des Darms führt zu einer hohen Belastung mit Giftstoffen. Diese gelangen über das Blut in den gesamten Organismus, belasten dann die Leber, unser Hauptentgiftungssystem, und können dadurch Kopfschmerz- und Migräneattacken auslösen. In der Regel steht jeder einzelne Fastentag für einen Monat Beschwerdefreiheit. Also ergeben sechs Fastentage sechs Monate Ruhe! Viele Betroffene mit Kopfschmerz kommen deshalb zweimal im Jahr in unser Fastenzentrum.

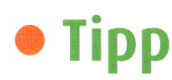

● Tipp

Ebenso sind Leberentzündungen, Fettleber, Leberzirrhose und Entzündungen der Bauchspeicheldrüse sehr gut durch das Suppenfasten zu behandeln. Auch ein übersäuerter Magen mit saurem Aufstoßen, Sodbrennen und Magendruck kann durch das richtige Fasten hervorragend ins Gleichgewicht gebracht werden.

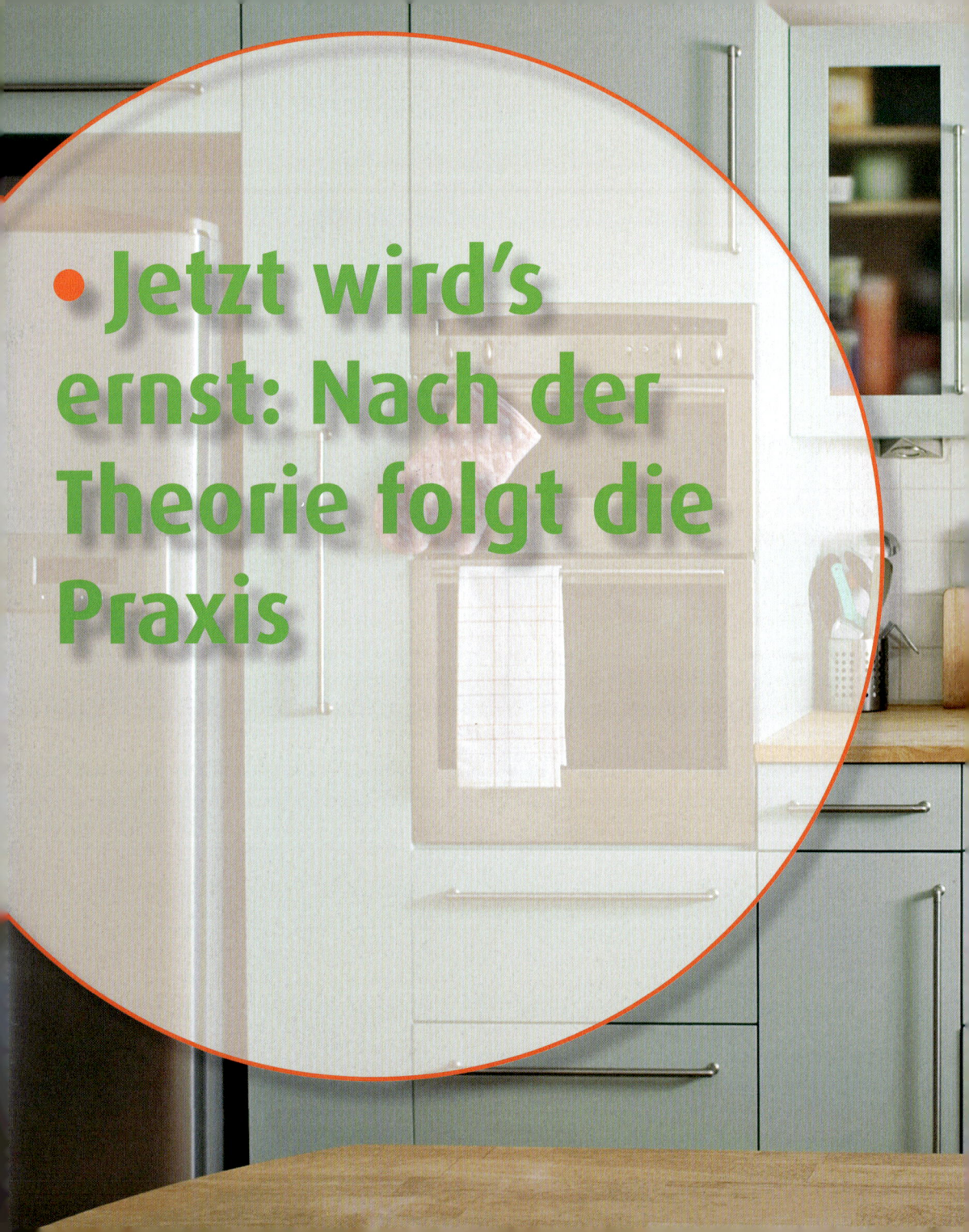

• Jetzt wird's ernst: Nach der Theorie folgt die Praxis

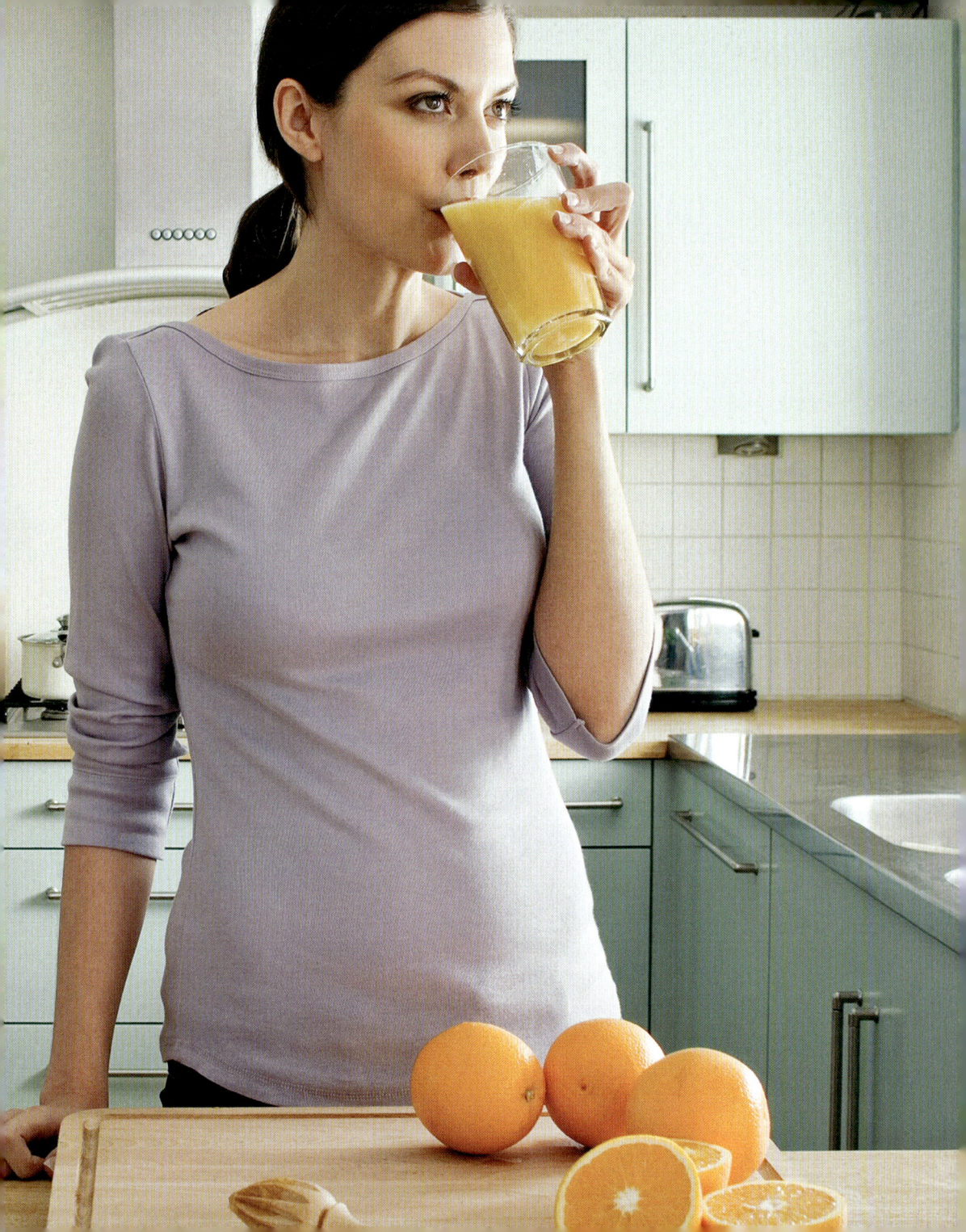

Fastenrituale vor der Arbeit

Was können Sie zu Hause tun, um topfit ins Büro zu gehen? Na klar, das Reinigungsprogramm zur Entsäuerung des Stoffwechsels sollten Sie mit Spaß und Leichtigkeit jeden Morgen zu Hause durchführen. Nehmen Sie sich Zeit, um Ihre Ausscheidungsorgane zu unterstützen. Die folgenden Rituale sind für den Fastenerfolg wichtig und gehören in den täglichen Ablauf.

Trinken: Wasser, das »Lösungsmittel«!

Trinken, trinken und nochmals trinken – das ist die Devise beim Fasten! Fasten ist ein Großputz für den Körper. Und geputzt wird mit Wasser! Trinken Sie Wasser, Kräutertee, Ingwerwasser und ausgepresste, verdünnte Zitrone (heiß oder kalt). Aber achten Sie darauf, mehr Wasser als alles andere zu trinken, im Verhältnis 2:1. In der Fastenzeit sollten Sie 3 Liter trinken. So kommen Sie auf 2 Liter Wasser plus 1 Liter Tee. Ist Ihnen schon einmal aufgefallen, dass der Urin morgens eine intensive Farbe und einen intensiven Geruch hat? Die Nieren haben nachts fleißig gearbeitet und scheiden die Abfallprodukte aus. Deshalb brauchen Sie schon morgens reichlich Wasser, um die Nieren gut zu spülen und die Ausscheidungsprodukte zu verdünnen. Somit ist eine optimale Entsorgung gewährleistet.

Außerdem hilft das Trinken gegen verschiedene Beschwerden, die beim Fasten auftreten können, darunter Kopfschmerzen, Kreislaufprobleme oder Hungergefühle. Und: Sie fördern durch das Trinken die Fettverbrennung!

Wählen Sie Wasser ohne Kohlensäure, da diese zusätzlich Säuren in den Körper bringt. Wenn Sie kein kaltes Wasser mögen, dann machen Sie es wie im Ayurveda: Trinken Sie warmes Wasser.

Genussgetränke ade

Auch wenn es Ihnen anfangs schwerfallen mag: Verzichten Sie beim Fasten in jedem Fall auf Alkohol und Kaffee. Sie blockieren die Entschlackung und die Gewichtsabnahme. Nehmen Sie langsam Abschied vom Kaffee und beginnen Sie frühzeitig, Ihren Konsum zu reduzieren. Am besten fangen Sie schon eine Woche vor dem eigentlichen Fasten damit an und trinken jeden Tag eine Tasse weniger. Durch einen plötzlichen Koffeinentzug können lästige Kopfschmerzen auftreten. Diese verschwinden jedoch nach einem halben oder einem Tag.

Alternativen zu Kaffee

Wenn Sie auf Koffein nicht verzichten wollen oder können, trinken Sie morgens 1 bis 2 Tassen Grüntee. Achten Sie darauf, dass er nicht künstlich aromatisiert ist. Grüntee enthält ebenso Koffein, wirkt aber nicht säurebildend. Zudem liefert er besondere sekundäre Pflanzenstoffe, die Katechine, die eine antioxidative Wirkung besitzen. Reduzieren Sie Ihren Kaffeekonsum nach der Fastenwoche ganz bewusst oder weichen Sie auf säurearmen Kaffee aus (z. B. bei www.fasten-shop.de). Falls Sie vom Koffeinentzug Kopfschmerzen bekommen, nehmen Sie das homöopathische Mittel Nux vomica D6 (jede Stunde 3 Globuli), bis die Beschwerden abklingen. Unterstützend hilft auch Magnesiumcitrat.

Tipps zum Trinken im Berufsalltag

1. Der Urin sollte am zweiten Tag klar und durchsichtig sein, sonst trinken Sie zu wenig.
2. Trinken Sie direkt morgens nach dem Aufstehen 2 Gläser Wasser, damit die Fastensäuren der Nacht verdünnt und ausgeschieden werden können.
3. Trinken Sie morgens bis 10 Uhr ca. 1 Liter, mittags bis ca. 14 Uhr den zweiten Liter und bis abends um 18 Uhr den dritten Liter Wasser oder Tee. Dann müssen Sie nachts nicht zur Toilette, und der Körper hat tagsüber genug Flüssigkeit zur Verfügung.
4. Die Grundregel heißt: mäßig, aber regelmäßig über den Tag verteilt trinken.
5. Stellen Sie sich eine Flasche Wasser an alle wichtigen Orte, die Sie tagsüber passieren, damit das Trinken Sie ständig begleitet.
6. Trinken Sie morgens und mittags, wenn Sie mögen, eine heiße Zitrone, dies fördert zusätzlich die Fettverbrennung und schmeckt.
7. Trinken Sie zusätzlich ca. 250 Milliliter frisch gepressten Saft. Damit reinigen Sie das Blut, fördern den Fettabbau und versorgen sich mit Vitaminen und Mineralstoffen.
8. Kräutertee ist ein sehr guter Partner beim Abnehmen und Entsäuern. Er kurbelt den Stoffwechsel an, hilft dem Körper zu entgiften und unterstützt die Verdauung. Sein Geheimnis: das Zusammenwirken von ätherischen Ölen, Gerb- und Bitterstoffen sowie bioaktiven Substanzen. Unser Basentee mit 49 Biokräutern unterstützt die Entsäuerung optimal.

Den Dickdarm stärken: der Einlauf

Die Nacht ist immer eine »kleine Fastenzeit«, auch im Alltag. In der Nacht arbeiten die Wachstumshormone und sorgen dafür, dass die Zellen regenerieren und die Lasten des Tages abgearbeitet werden. Morgens sollen diese dann ausgeschieden werden. Der Körper befindet sich morgens also in der Ausscheidungsphase. Zwischen 5 und 7 Uhr steht die Organuhr auf »Dickdarm«. Im Normalfall kommt es dann zu einer Darmentleerung, also zum Stuhlgang. Aber was ist heute schon normal? Unser Arbeitsleben behindert oft unseren natürlichen Rhythmus. Im Alltag hilft es, wenn Sie morgens ein großes Glas Wasser trinken. Das regt die Entleerung an. Beim Fasten haben Sie nicht so viel Füllung im Darm, sodass der natürliche Impuls für die Darmentleerung fehlt. Deshalb führen Sie jeden Morgen einen Einlauf durch. Mittels des einströmenden Wassers wird ein Dehnungsreiz gesetzt, sodass eine Entleerung stattfinden kann.

Kaufen Sie sich dazu einen Reise-Irrigator in der Apotheke. Füllen Sie den Behälter mit 2 Liter lauwarmem Wasser. Drehen Sie das Ventil auf, lassen Sie Luft und etwas Wasser herausströmen. Hängen Sie den Behälter an einem Kleiderbügel so hoch wie möglich auf und stellen Sie sich in die Dusche. Fetten Sie das Endstück ein und führen Sie es rektal ein. Sie können sich etwas nach vorne beugen und sich mit den Händen auf den Oberschenkeln abstützen. Nun drehen Sie das Ventil auf und lassen so viel Wasser in den Darm einlaufen, bis ein Druckgefühl entsteht. Keine Angst: Sie müssen nicht die ganzen 2 Liter einlaufen lassen! Nur bis zu Ihrer individuellen Grenze (ca. ½ bis ¾ Liter). Dann schließen Sie das Ventil, ziehen das Endstück heraus und begeben sich zur Toilette. Wiederholen Sie diesen Vorgang jeden Morgen. Der Darm entsorgt nicht nur Essensreste und alte Ablagerungen, sondern auch fettlösliche Giftstoffe, die der Körper über seine Chemiezentrale, die Leber, mittels des Gallensafts in den Darm abgibt. Und im Fasten wollen Sie ja so viel wie möglich entsorgen! Sie werden sich dadurch fit und aktiv fühlen. Schließlich hilft das Wasser, uns zu reinigen.

Das Trockenbürsten

Auch die Haut ist ein Ausscheidungsorgan! Nehmen Sie sich vor dem Duschen fünf Minuten Zeit für Ihre Haut. Mit einer Körperbürste, Naturborsten sind am besten, massieren Sie nun Ihre Haut von unten bis oben kräftig durch. Fangen Sie mit dem rechten Bein an – vom Herzen entfernt – und enden Sie am Rücken. Durch diese Bürstenmassage werden kleine Hautschüppchen gelöst, die Sie dann unter der Dusche abspülen. Die Durchblutung der Haut wird stark angeregt, was die Säureausscheidung erhöht. Verwenden Sie nach dem Duschen ein gutes Körperöl statt einer künstlichen Creme. Die Haut bleibt so ausscheidungsfähig und dankt es Ihnen, indem sie samtig weich wird.

Die Wechseldusche

Das Wechselduschen unterstützt Ihren Kreislauf und fördert durch den Kältereiz die Hautdurchblutung. Gleichzeitig wird das Immunsystem aktiviert. Duschen Sie zunächst warm, bis Sie sich ausreichend durchgewärmt fühlen. Nehmen Sie den Duschkopf nun in die Hand, drehen Sie auf kalt und gehen Sie langsam am rechten Bein entlang nach oben bis zum Gesäß und wieder hinunter zu den Füßen. Nun folgen das linke Bein, der rechte und der linke Arm. Ganz Mutige können selbstverständlich den kompletten Körper kalt duschen. Der Kältereiz soll nur einige Sekunden dauern. Duschen Sie nun wieder warm und wiederholen Sie diesen Vorgang. Es ist darauf zu achten, mit einem kalten Guss aufzuhören.

Die Zungenreinigung

Morgens findet sich auf der Zunge oft ein dicker Belag. Dieser verstärkt sich während des Fastens meist noch. Interessant ist, dass der Belag häufig weit hinten auf der Zunge zu finden ist – dort, wo sich die Reflexzonen für den Darm und die Nieren befinden, also unsere Hauptausscheidungsorgane. Mit einem Zungenschaber lässt sich dieser Belag ganz einfach entfernen. Setzen Sie den Schaber hinten an der Zunge an und ziehen Sie ihn nach vorne durch. Unter fließendem Wasser abspülen und wiederholen, bis die Zunge sauber ist. Stellen Sie sich vor: 80 Prozent der Bakterien im Mundraum befinden sich auf der Zunge!

Die Ölzieh-Kur

Das Ölziehen ist eine uralte Heilmethode, die eine sehr gute Entschlackung bewirkt. Die Mund- und Rachenhöhle, die Mandeln und das Lymphsystem werden von krank machenden Keimen befreit, die durch das Öl gebunden werden.
Nehmen Sie morgens nach der Zungenreinigung 1 Teelöffel kalt gepresstes, biologisches Sonnenblumenöl in den Mund. Ziehen Sie es nun in der Mundhöhle hin und her, saugen und schlürfen Sie das Öl kraftvoll durch die Zähne, schlucken Sie es

aber auf keinen Fall hinunter. Es wird später ausgespuckt. Das Öl ist zuerst dickflüssig, gelb und wird später dünnflüssig, milchig weiß. Die optimale Dauer liegt bei 15 bis 20 Minuten. Dazu brauchen Sie allerdings etwas Übung. Falls Sie es nicht so lange schaffen, spucken Sie das Öl aus und starten einen neuen Versuch. Für Ungeübte sind 5 bis 10 Minuten auch schon ein Erfolg. Nach dem Ausspucken reinigen Sie Ihre Mundhöhle gründlich mehrmals mit Wasser und putzen sich die Zähne.

In der ausgespuckten Flüssigkeit befinden sich Bakterien, verschiedene Krankheitserreger und andere schädliche Substanzen. Und das Tolle: Durch die Ölzieh-Kur bekommen Sie schöne weiße Zähne, unterbinden Zahnfleischbluten sowie Zahnstein und festigen lockere Zähne.

Grüne Tonerde und Chlorella-Alge

Trinken Sie vor dem Frühstück ein Glas mit grüner Tonerde. Rühren Sie dazu 1 Teelöffel Tonerde mit 100 Milliliter warmem Wasser an. Geben Sie die gleiche Menge kaltes Wasser dazu und trinken Sie diese Mischung.

Tonerde ist ein altes Naturheilmittel für den Darm. Nehmen Sie danach 3 Presslinge der Chlorella-Alge ein. Das unterstützt die körperlichen Reinigungsprozesse auf besondere Weise. Zudem führt sie wichtige Mikronährstoffe zu, die sich durch eine besonders gute Verfügbarkeit auszeichnen. Sie sollte in der täglichen Fastenroutine nicht fehlen! Nehmen Sie die Chlorella auch nach der Fastenzeit weiter, bis die Packung leer ist, so haben Sie einen sehr guten Nachspüleffekt.

Brottrunk

Brottrunk ist ein milchsaures Getränk, das aus einem biologischen Vollkornbrot gewonnen wird. Das Brot wird mit Quellwasser versetzt und monatelangen Gärungsprozessen unterworfen. Dadurch entstehen gesunde Brotgetreidebakterien, Milchsäure und Enzyme. Wenn der Gärprozess beendet ist, wird die Flüssigkeit abgezogen, gefiltert und in Flaschen abgefüllt. Obwohl der Brottrunk sehr sauer schmeckt, wirkt er im Körper als Basenspender. Die Säuren werden nämlich vollständig verbrannt, und übrig bleiben die wertvollen Basen.

Das Herausragende ist aber die hohe Anzahl an Milchsäurebakterien, Milchsäure, Brotgetreidesäure, wertvollen Vitaminen, Mineralien, Spurenelementen und Enzymen. Die biologisch aktive Milchsäure ruft ein physiologisches, leicht saures und damit gesundes Darmmilieu hervor und unterstützt dadurch die gesund erhaltende Darmflora in ihrem Wachstum. Brottrunk stellt somit ein optimales Lebensmittel zur Darmsanierung dar. Er fördert zudem in der Fastenzeit die Ausscheidung von Schlackenstoffen über den Darm und steigert die Verdauungsleistung. Der Brottrunk ist in der Fastenzeit unverzichtbar und sollte regelmäßig getrunken werden. Sie erhalten Brottrunk in Naturkostläden, Drogerien und Reformhäusern.

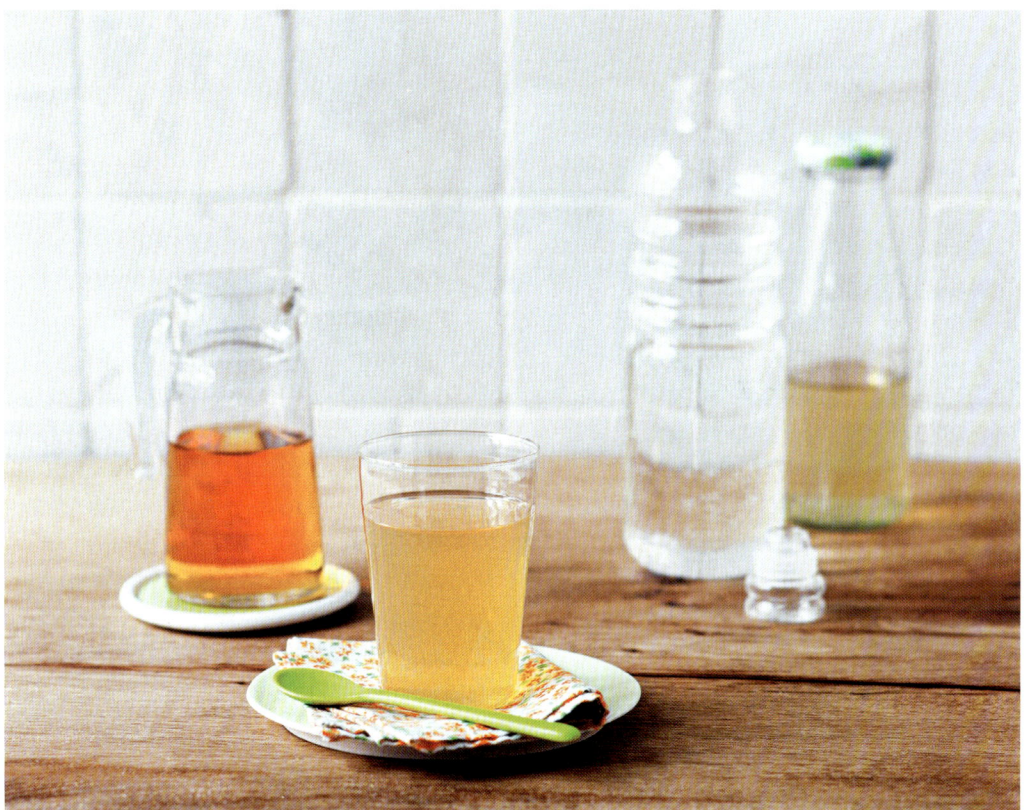

● *Verdünnen Sie den Brottrunk mit Wasser und Apfelsaft zu gleichen Teilen und trinken sie ihn frisch gekühlt. Deponieren Sie sich je eine Flasche Brottrunk und Apfelsaft im Kühlschrank der Kaffeeküche und trinken Sie jeden Mittag ein Glas!*

Fastenspeisen für den Tag vorbereiten

Wählen Sie eines unserer leckeren Saftrezepte ab Seite 110 aus und füllen Sie sich eine Portion fürs Büro ab. Nehmen Sie die schon vorgekochte Suppe mit zur Arbeit. Wenn Sie die Möglichkeit haben, diese dort warm zu machen, umso besser. Geht das nicht, so machen Sie Ihr Süppchen zu Hause heiß und füllen es in eine Thermoskanne. So haben Sie mittags etwas Warmes im Bauch! Vergessen Sie nicht, genügend Wasser und Tee mitzunehmen. Denken Sie an die drei Liter, die Sie pro Fastentag trinken sollten.

Frühstückssuppen: süß oder herzhaft

Wählen Sie entsprechend Ihren persönlichen Vorlieben täglich eine unserer leckeren Frühstückssuppen aus. Die Rezepte dafür finden Sie ab Seite 84. Sie sind extra schnell zubereitet, damit Sie morgens nicht viel Arbeit damit haben. Sie enthalten immer einen Getreideanteil, der Sie mit Energie für den Arbeitstag versorgt. Gleichzeitig wird der Darm geschont, ja sogar gestärkt, da die ausgewählten Getreidesorten wertvolle Schleimstoffe enthalten, die wie ein Schutzfilm wirken. Haben Sie einen empfindlichen Magen-Darm-Trakt, oder schlagen Ihnen Ärger und Stress oft auf den Magen, können Sie diese Suppen auch im Alltag als Frühstück beibehalten.

Der Muntermacher am Morgen

Das Rezept finden Sie auf Seite 110. Es basiert auf Zitrone, Ahornsirup und Cayennepfeffer und bringt morgens Ihren Stoffwechsel auf Touren. Die Wirkstoffe des Cayennepfeffers heizen den Brennöfen so richtig ein, die Zitrone wirkt – trotz ihres sauren Geschmacks – basisch und unterstützt den Leberstoffwechsel. Sie bringt viel Vitamin C in den Körper, das wir brauchen, um Fett zu verbrennen. Der Ahornsirup rundet den Geschmack ab und stabilisiert den Kreislauf. Guten Appetit!

Fitnessübungen am Morgen

Entfachen Sie die Energie! Nehmen Sie sich jeden Morgen 5 Minuten Zeit für ein paar

● Tipp

Schneiden Sie sich eine halbe Zitrone in mundgerechte Stücke. So können Sie zwischendurch ab und zu eine Scheibe lutschen; das erfrischt und gibt ein gutes Mundgefühl! Außerdem wirkt die Zitrone trotz ihres sauren Geschmacks basisch.

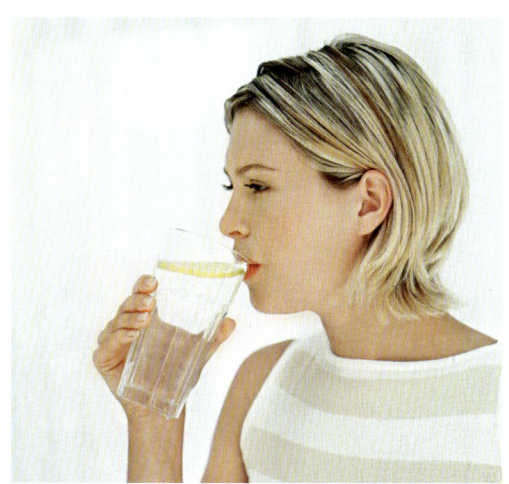

● *Der Muntermacherdrink am Morgen regt Ihren Stoffwechsel an.*

einfache Übungen. Schalten Sie Ihre Lieblingsmusik ein, und los geht's!

Die Lunge aufwecken

Tief einatmen, die Arme dabei über die Seite in einem großen Kreis über den Kopf führen. Die Luft kurz anhalten und dabei mit den Fäusten auf den Brustkorb trommeln. Die Arme wieder über den Kopf heben und langsam und vollständig ausatmen. Die Arme dabei in einer Kreisbewegung nach unten bewegen. 3-mal wiederholen.

Freischwinger

Die Arme in die Seite stützen. Zuerst das rechte Bein nach vorne und hinten schwingen. Dann das linke Bein. Spannen Sie dabei die Bauchmuskulatur fest an. Je 1 Minute.

Gleichgewicht und Kraft

Heben Sie nun das rechte Knie auf Hüfthöhe an. Dann strecken Sie den Fuß nach vorne aus. Das Bein wieder anwinkeln, ausstrecken. Je Bein 10-mal wiederholen. Versuchen Sie dabei, so ruhig wie möglich zu stehen und das Gleichgewicht zu halten.

Power für die Arme

Ballen Sie die Hände zu Fäusten und ziehen Sie diese ganz nah an die Schultern. Die Ellbogen sind gebeugt, die Arme ganz nah am Oberkörper. Boxen Sie die rechte Faust nach oben, atmen Sie kraftvoll ein. Boxen Sie nun die linke Faust nach oben und ziehen Sie gleichzeitig die rechte Faust wieder zur Schulter hinunter, der Ellbogen ist ganz nah am Körper. Atmen Sie dabei aus. So verfahren Sie 1 Minute lang. Das bringt ordentlich Sauerstoff in den Körper.

»Der Körper ist der Übersetzer der Seele ins Sichtbare.«

Heinrich Heine

Fastenrituale während der Arbeit

Oft sind die Tage komplett durchgetaktet, und es bleibt wenig Zeit für Pausen, Regeneration und Kreativität. Das Hauptproblem ist meist, dass Termine so knapp beieinander liegen, dass keine Minute Zeit zum Durchatmen bleibt. Diese Zeitpuffer sind aber wichtig, um sich neu zu orientieren, kurz zu erholen und dauerhaft kreativ zu sein – grundsätzlich, aber vor allem während Ihrer Fastenwoche!

Das richtige Zeitmanagement

Wenn ein Meeting ausfällt oder ein Kunde einen Termin absagt, so halten Sie erst einmal inne und sortieren Sie Ihre Gedanken. Machen Sie nicht sofort neue Termine, sondern nutzen Sie diesen Zeitpuffer für sich selbst. Seien Sie kreativ und schreiben Sie diese Gedanken auf. Trinken Sie eine warme Gemüsebrühe oder einen frischen Saft. Gehen Sie zehn Minuten an die frische Luft oder führen Sie unsere Fitnessübungen am Arbeitsplatz durch. Das sorgt für inneren Ausgleich und wirkt sich positiv aus: auf Sie selbst, Ihre Mitarbeiter und Ihre Kunden.

Wenn Sie Ihre Termine für die Fastenwoche planen, so legen Sie jeden Vor- und Nachmittag eine kleine Zeitzone für sich selbst fest. Diese bewussten »Time-outs« sind Erholungsphasen, die Ihnen richtig guttun. Außerdem vermeiden Sie, dass Sie von Termin zu Termin hetzen, und haben sich etwas Freiraum geschaffen.

Versuchen Sie, in der Fastenwoche Überstunden zu vermeiden, denn Sie brauchen den Feierabend zum Entspannen und Relaxen.

Durch unsere exakte Planung wird Ihnen der Start in das Fasten leichtfallen, da Sie donnerstags mit dem Entlasten beginnen und Samstag somit den ersten Fastentag haben. Am Wochenende sind Sie also zu Hause und können in Ruhe die ersten beiden Fastentage genießen. Am dritten Fastentag scheidet der Körper verstärkt seine Säuren und Gifte aus. Sie werden sich etwas müde und matt fühlen. Stellen Sie sich bitte gedanklich darauf ein. Wenn es Ihnen möglich ist, so legen Sie keine schwierigen Meetings oder

»Versuche stets, ein Stückchen Himmel über deinem Leben freizuhalten.«

Marcel Proust

Kundengespräche auf den Montag. Planen Sie für diesen Tag unbedingt Freiräume ein.

Fastengetränke für unterwegs

Stellen Sie sich Wasser und Tee griffbereit auf den Tisch. So denken Sie daran, Ihre Ration zu trinken. Zwischendurch ab und zu einen erfrischenden Zitronenschnitz lutschen – danach aber unbedingt ein paar Schlückchen Wasser trinken, damit die Zähne nicht leiden. Denn die basische Wirkung entfaltet die Zitrone erst später, im Mund leider noch nicht.

Denken Sie daran: 2 Liter Wasser, etwas Tee, frischen Saft, Suppe und eventuell Brühe sollten Sie für den Tag dabei haben.

Frisch gepresste Fastensäfte

Wenn die Kollegen ihre Frühstückspause halten, gönnen Sie sich ein Glas von dem frischen Saft, den Sie sich mitgebracht haben. Löffeln Sie ihn genüsslich und genießen Sie den tollen Geschmack. Denn: Säfte sind keine Durstlöscher, sondern nahrhaft wie eine Mahlzeit. Wenn Sie den Saft selbst gepresst haben, wissen Sie, was gemeint ist. Vielleicht behalten Sie diese Gewohnheit ja sogar nach dem Fasten bei? Unsere Säfte sind schnell und kinderleicht gepresst. Falls Sie nicht die Möglichkeit oder die Zeit haben, einen frischen Saft zu pressen, nutzen Sie unsere Blitzrezepte auf Seite 116f.: eine echte Alternative aus gesunden Biosäften, blitzschnell aufgepeppt!

Die natürliche Gemüsebrühe

Mit einem guten Gemüsebrühpulver können Sie sich im Büro einfach und schnell eine Brühe zubereiten. Wichtig ist, dass Sie ein Produkt ohne Geschmacksverstärker wie Glutamat und Hefeextrakt wählen. Es sollte außerdem zuckerfrei, rein pflanzlich und aus biologischem Anbau sein. Wir empfehlen Ihnen den »Pfiffikus«. Er hat einen enorm hohen Kräuter- und Gemüseanteil, wertvolle Gewürze und schmeckt hervorragend (bequem zu bestellen unter www.fasten-shop.de).

Tiefenentspannung in der Mittagspause

Wundern Sie sich, warum Sie nach dem Mittagessen immer so müde sind? Werfen Sie einen Blick auf die Organuhr, ein System aus der Traditionellen Chinesischen Medizin: Zwischen 13 und 15 Uhr braucht der Dünndarm alle Energie für die Verdauung. Dies ist im Dauerstress nicht möglich. Gönnen Sie sich deshalb mindestens zehn Minuten Ruhe. Denn zehn Minuten Tiefenentspannung sind so wirkungsvoll wie eine Stunde Schlaf!

Ziehen Sie sich in dieser Zeit zurück. Tragen Sie dafür Sorge, dass Sie nicht gestört werden. Stellen Sie Ihren Bürostuhl so weit wie möglich nach hinten. Schließen Sie die Augen. Atmen Sie langsam durch die Nase ein. Lassen Sie die Luft in den Bauchraum gelangen, bis sich die Bauchdecke hebt. Beobachten Sie, wann sich der Impuls einstellt, um auszuatmen. Lassen Sie den Atem ruhig und gleichmäßig wieder durch die Nase ausströmen. Beobachten Sie Ihren Atem ganz genau: Wie ist die Temperatur in der Nase beim Einatmen? Kühl? Und beim Ausatmen? Angewärmt? Welchen Rhythmus hat der Atem? Wird er länger und tiefer? Versuchen Sie, beim Einatmen langsam auf 4 zu zählen und beim Ausatmen im gleichen Rhythmus auf 6. So verlängern Sie die Phase des Ausatmens, was eine wohltuende Wirkung hat. Genießen Sie jeden Atemzug: Bewusstes Atmen beruhigt das Nervensystem und erfrischt jede Zelle. Nach dieser Kurzerholung sind Sie wieder leistungsfähig und entspannt.

»Dem Eiligen laufen die Dinge davon, auf den Ruhigen kommen die Dinge zu.«

Chinesisches Sprichwort

Bewegung in der Mittagspause

Einmal am Tag gehört Bewegung ins Fastenprogramm. Wenn Sie morgens oder abends nicht dazu kommen, dann sollte es in der Mittagspause sein. Marschieren Sie zügig eine halbe Stunde lang – egal ob ein Park in der Nähe ist oder nicht, auf die Bewegung kommt es an. Atmen Sie kraftvoll aus, sodass sich die Lunge danach mit frischer Luft füllen kann. Denn viele unserer Stoffwechselsäuren atmen wir einfach ab. Und jetzt vergleichen Sie: Wie atmen Sie, wenn Sie vor dem Computer sitzen und wie, wenn Sie sich draußen bewegen? Sie müssen nicht joggen, aber bewegen Sie sich so, dass die Atmung etwas schneller wird. Sie werden staunen, wie erfrischt Sie sich fühlen. Der Sauerstoff macht Sie wieder fit für die zweite Tageshälfte!

Wellness-Yoga am Arbeitsplatz

Folgende Übungen können Sie ganz einfach zwischendurch machen.

Für die richtige Haltung: Schulterkreise

Wer viel am Computer sitzt, kennt das: Der Rücken wird rund, die Schultern hängen nach vorne, abends ist man völlig verspannt. Herz und Lunge werden durch diese Haltung

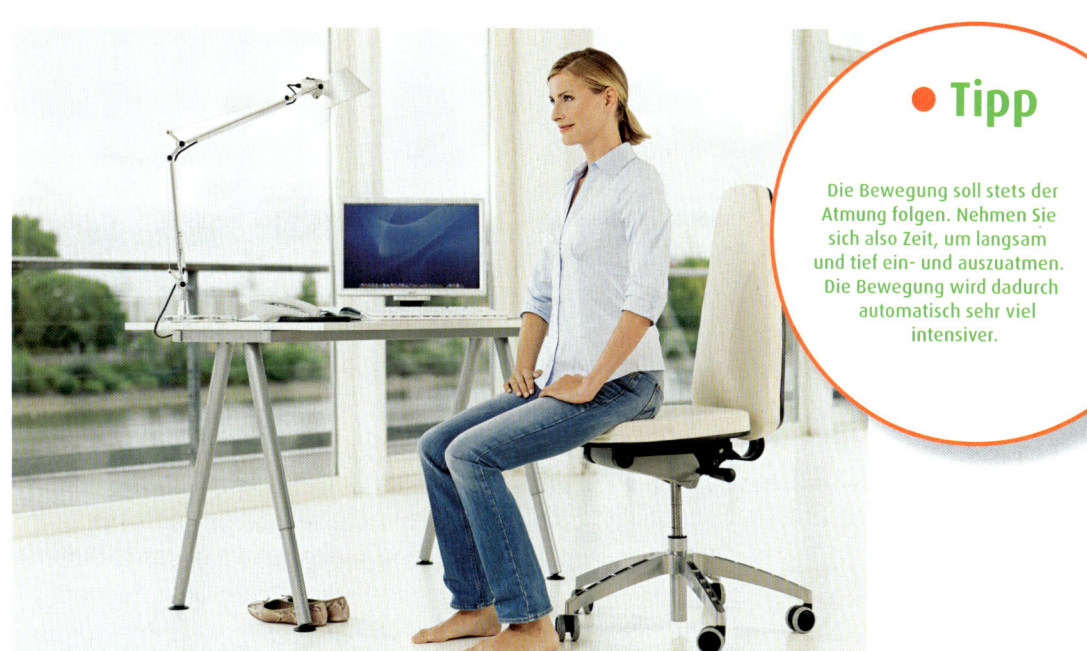

● Tipp

Die Bewegung soll stets der Atmung folgen. Nehmen Sie sich also Zeit, um langsam und tief ein- und auszuatmen. Die Bewegung wird dadurch automatisch sehr viel intensiver.

● *Schulterkreise unterstützen die richtige Haltung.*

stark eingeengt. Machen Sie folgende Übung so oft wie möglich, und sie wird Ihnen in Fleisch und Blut übergehen: Setzen Sie sich aufrecht an die Stuhlkante, die Füße sind hüftbreit aufgestellt. Legen Sie Ihre Hände entspannt auf die Schenkel. Ziehen Sie einatmend die Schultern so weit Sie können zu den Ohren hinauf, ohne den Kopf einzuziehen. Ausatmend ziehen Sie die Schultern erst nach hinten, dann nach unten. Spüren Sie den Unterschied? Sie fühlen sich mindestens zehn Zentimeter größer.

Nackenentspannung: die Nasen-Acht

Setzen Sie sich aufrecht hin, die Hände ruhen auf den Oberschenkeln. Mit der Nasenspitze zeichnen Sie eine liegende Acht, die sich fiktiv auf Nasenhöhe befindet. Dies lockert und entspannt die Hals- und Nackenmuskulatur. Fangen Sie mit einer kleinen Acht an, die allmählich größer wird. Eine Minute von rechts nach links, eine Minute von links nach rechts. Die beiden Gehirnhälften werden ausgeglichen.

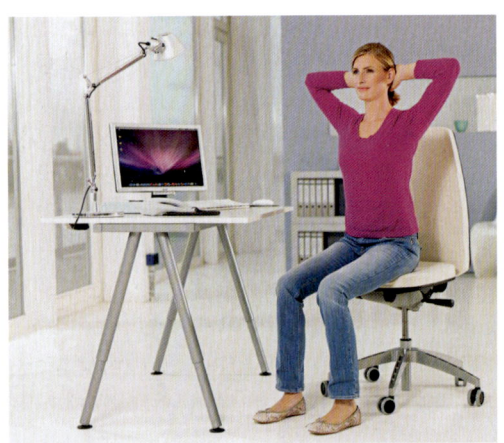

● *Kleine Übungen am Arbeitsplatz haben eine große Wirkung.*

Die Augen können Sie dabei geschlossen halten, entspannen Sie Ihre Augenlider.

Die Schultermuskulatur dehnen: der Büro-Adler

Setzen Sie sich an die Stuhlkante, der Rücken ist aufgerichtet, die Füße sind hüftbreit geöffnet und stehen fest auf dem Boden. Die Arme nun auf Schulterhöhe nach vorne strecken und in den Ellbogen anwinkeln. Die Fingerspitzen zeigen nach oben. Jetzt den rechten Ellbogen in die linke Ellbogenbeuge setzen und die rechte Hand um den linken Unterarm schlingen, bis sich beide Handflächen berühren. Konzentrieren Sie sich darauf, die Oberarme im rechten Winkel zum Körper zu halten und die

Ellbogen etwas vom Körper wegzuziehen. So entsteht eine angenehme und wohltuende Dehnung im oberen Rücken und in der Schultermuskulatur. Einige Atemzüge verweilen, entspannen und die Übung zur anderen Seite hin wiederholen.

Die Wirbelsäule beweglich halten: die Drehhaltung im Sitzen

Setzen Sie sich an die Stuhlkante, die Füße und Knie sind geschlossen. Den rechten Handrücken an der Außenseite des linken Knies anlegen und in Richtung der Füße schieben. Gleichzeitig den linken Arm nach oben strecken. Der Blick folgt dem nach oben zeigenden Arm. Die Hände so weit wie möglich in die entgegengesetzte Richtung ziehen. Den Rücken dabei gerade halten, die Wirbelsäule ist leicht gedreht. Ruhig und gleichmäßig atmen.

Geschmeidigkeit für die Wirbelsäule: die Katze

Setzen Sie sich aufrecht an die Stuhlkante, die Hände ruhen entspannt auf den Schenkeln. Heben Sie einatmend den Kopf und schieben Sie gleichzeitig das Brustbein nach vorne und oben. Konzentrieren Sie sich dabei auf die Brustwirbelsäule zwischen den Schulterblättern und drücken Sie diese nach vorne. Das ist der Bereich, mit dem wir sonst einen Buckel machen. Ausatmend ziehen Sie das Kinn zur Brust und wölben den Rücken, vor allem den unteren Teil, der zum Hohlkreuz neigt, nach hinten. Führen Sie dies 5-mal in einem ruhigen Atemrhythmus aus.

Unter dem Schutzpanzer: die Schildkröte

Setzen Sie sich an die Stuhlkante. Die Füße stehen so weit wie die Stuhlbeine auseinander. Die Handflächen jeweils an die Knieinnenseite legen und von dort nach unten zu den Füßen gleiten lassen. Dabei den Rumpf beugen, die Wirbelsäule rund machen und den Kopf ganz entspannt nach unten hängen lassen. Wenn die Hände die Knöchel erreichen, um die Beinrückseite herum zu den Außenknöcheln greifen. In dieser Haltung einige tiefe lange Atemzüge verweilen, solange es angenehm ist. Langsam wieder nach oben kommen. Im aufrechten Sitz kurz nachwirken lassen.

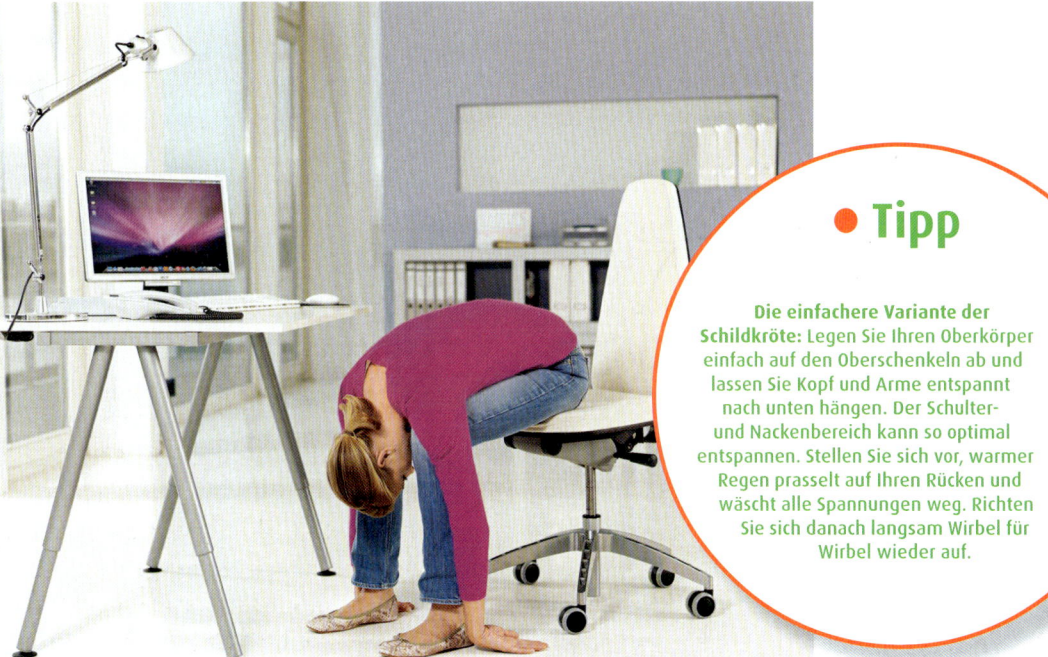

● **Tipp**

Die einfachere Variante der Schildkröte: Legen Sie Ihren Oberkörper einfach auf den Oberschenkeln ab und lassen Sie Kopf und Arme entspannt nach unten hängen. Der Schulter- und Nackenbereich kann so optimal entspannen. Stellen Sie sich vor, warmer Regen prasselt auf Ihren Rücken und wäscht alle Spannungen weg. Richten Sie sich danach langsam Wirbel für Wirbel wieder auf.

● *Die Schildkröte*

Fastenrituale nach der Arbeit

Auch an Ihrem wohlverdienten Feierabend gehören Fastenrituale zum täglichen Ablauf. Sie helfen, den Arbeitstag ausklingen zu lassen, abzuschalten und zu entspannen.

Schnelle Fatburner-Suppen

Entweder Sie wählen täglich selbst aus unseren leckeren Suppenrezepten ab Seite 87 aus oder Sie lassen sich von unserem Wochenplan ab Seite 56 inspirieren. Hier haben wir für Sie jeden Tag ein neues Rezept ausgewählt. So ist eine Abwechslung garantiert.
Die Suppen sind cremig-dickflüssig, sodass Sie das Gefühl haben, eine richtige Mahlzeit gegessen zu haben. Aber im Gegensatz zu einer richtigen Mahlzeit nehmen Sie hier richtig ab. Die Suppen lassen Ihr Fett schmelzen, und satt sind Sie trotzdem!
Genießen Sie die Suppe langsam und in einer entspannten Atmosphäre und begeben Sie sich auf eine kulinarische Suppenreise um die Welt! Essen Sie ein bis zwei Teller, aber achten Sie darauf, wann Sie genug haben, und hören Sie dann auf,
wenn Sie satt sind. Dieser Lernprozess ist sehr wertvoll für die Zukunft.

Bewegung bringt Schwung ins Leben

Wechseln Sie die Büroluft gleich gegen das Sport-Outfit. Gehen Sie raus an die frische Luft! Planen Sie dafür ca. 30 Minuten ein. Walken eignet sich während des Fastens hervorragend, da der Körper dabei nicht überlastet wird. Gehen Sie so schnell, dass Ihnen eine Unterhaltung noch möglich ist. Aber bummeln Sie nicht! Sie sollten schon ins Schwitzen kommen. Dieser Schweiß bedeutet: Entsäuerung! Der Sauerstoff, der vermehrt in den Organismus strömt, versorgt jede Zelle. Achten Sie darauf, richtig und tief auszuatmen. So werden Sie die gasförmigen Stoffwechselsäuren optimal los.
Trinken Sie nach der Bewegung noch ein wenig. Wenn Sie abends zu viel trinken, hält Sie das womöglich die ganze Nacht wach, denn Sie müssen ständig zur Toilette rennen.
Je nach Typ können Sie die Bewegung natürlich auch schon morgens einplanen. Wenn Sie sich fit fühlen, gehen Sie am besten vor dem Frühstück raus an die frische Luft. Das wirkt erfrischend und kurbelt den Kreislauf und den Stoffwechsel

tut der Seele gut. Streifen Sie den Arbeits-tag ab, lassen Sie ihn davonschwimmen, massieren Sie ihn weg, lösen Sie ihn auf! Ihre Aufgaben haben Sie für heute erledigt, die für morgen brauchen Sie jetzt nicht zu interessieren. Einfach abschalten, loslassen und genießen.

Der Leberwickel: Reinigung der Leber

Der Leberwickel ist das letzte Fastenritual des Tages. Hierbei unterstützen Sie den Leberstoffwechsel optimal. Die Leber ist in der Fastenzeit stark gefordert, damit alle Schlacken und Gifte umgebaut und ausge-schieden werden können. Sie arbeitet also auf Hochtouren und kann durch die feuchte Wärme des Wickels gut unterstützt werden. Das fördert die Durchblutung und steigert die Leberleistung.

Füllen Sie eine Wärmflasche mit heißem Wasser. Nehmen Sie ein feuchtes Gäste-handtuch, wringen Sie dieses gut aus und legen Sie es sich auf den rechten unteren Rippenbogen. Darunter liegt die Leber, die etwa die Größe Ihrer Hände hat. Platzieren Sie nun die Wärmflasche darauf, mit einem trockenen Handtuch darüber. Wenn es Ihnen zu heiß wird, legen Sie einfach ein Hand-tuch dazwischen. Decken Sie sich zu und ruhen Sie für mindestens 20 Minuten.

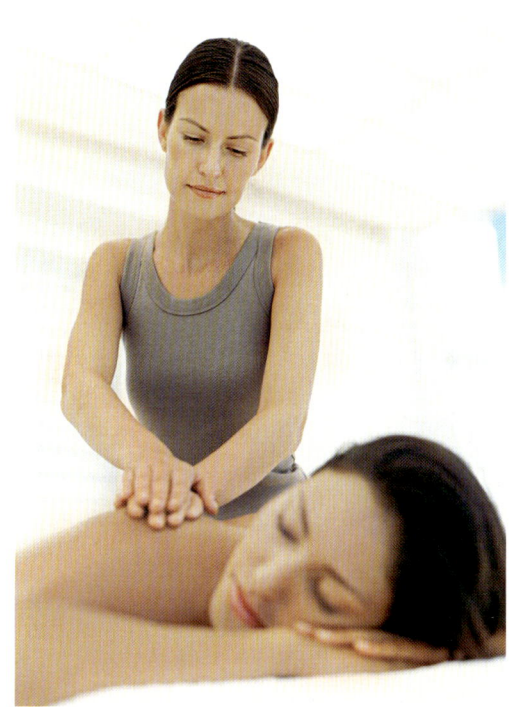

● *Feierabend: Zeit abzuschalten*

so richtig an. Das beste Kreislauftraining im Fasten ist schließlich eine moderate Bewegung.

Entspannung – Balsam für die Seele

Gönnen Sie sich abends etwas Entspannen-des: ein Fußbad, ein Basenbad, eine Ganz-körper-Ölmassage oder einen Saunabesuch. Sie bleiben dabei überwiegend passiv, das

Der Einfachheit halber können Sie auch eine Wärmflasche mit ins Bett nehmen. Verzichten Sie dabei allerdings auf das feuchte Tuch, nehmen Sie stattdessen nur ein trockenes. So können Sie während des Leberwickels gleich einschlafen und bis zum nächsten Morgen liegen bleiben. Der Leberwickel ist übrigens das beste natürliche Schlafmittel.

Yogaübungen am Abend

Nehmen Sie sich abends eine halbe Stunde Zeit, um den Tag in Ruhe mit entspannenden Yogaübungen ausklingen zu lassen. Danach werden Sie bestimmt gut schlafen!

Hüftöffner
Setzen Sie sich mit gestreckten Beinen auf den Boden. Nehmen Sie nun den rechten Fuß auf den linken Oberschenkel und lassen Sie das rechte Knie nach außen fallen. Umfassen Sie das Knie und zeichnen Sie damit Kreise in die Luft. Achten Sie darauf,

»Die kleinste Bewegung ist für die ganze Natur von Bedeutung; das ganze Meer verändert sich, wenn ein Stein hineingeworfen wird«.

Blaise Pascal

den Rücken so aufgerichtet wie möglich zu halten. Drücken Sie das ausgestreckte Bein fest in den Boden und ziehen Sie die Zehen zum Schienbein hin an. Kreisen Sie nun auch in die entgegengesetzte Richtung. Wechseln Sie die Beine und wiederholen Sie die Übung auf der anderen Seite.

Venenpumpe
Kommen Sie in die Rückenlage. Die Arme liegen entspannt neben dem Körper. Ziehen Sie die Knie zum Körper, um dann die Beine nach oben auszustrecken. Unterstützen Sie diese Haltung, indem Sie die Arme und Hände fest in den Boden drücken. Achten Sie darauf, dass der untere Rücken gut auf dem Boden aufliegt. Atmen Sie durch die Nase ein und strecken Sie dabei die Zehenspitze zur Decke. Beim Ausatmen dehnen Sie die Fersen zur Decke, die Zehen ziehen Sie gleichzeitig zum Schienbein hin. Fahren Sie so für einige Zeit fort und achten Sie auf Ihre Atmung.

Einfache Krokodilhaltung
Spreizen Sie in der Rückenlage die Arme zur Seite, heben Sie die Beine an und schlagen Sie diese übereinander. Die Beine sind dabei leicht angewinkelt. Lassen Sie nun die Knie zur linken Seite sinken, den Kopf drehen Sie dabei nach rechts. Verweilen Sie einige tiefe Atemzüge hier, bevor Sie zurück

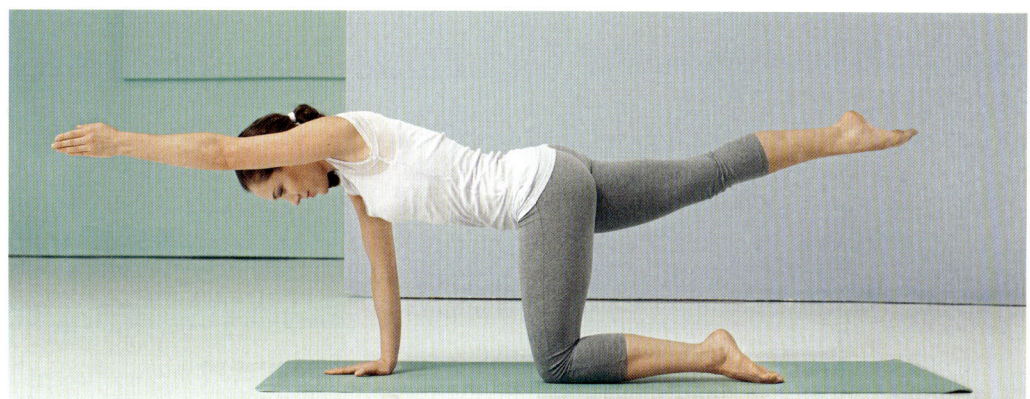

● *Die diagonale Katze stärkt den Rücken.*

zur Mitte kommen. Wiederholen Sie die Übung zur anderen Seite hin. Die Bauchorgane werden sanft massiert, und die Wirbelsäule gewinnt an Beweglichkeit.

Die Mitte stärken: das Boot

Kommen Sie in die Rückenlage, die Beine sind ausgestreckt und Ihre Füße berühren sich leicht. Legen Sie die Handflächen aneinander, Ihre Arme sind gestreckt und die Fingerspitzen zeigen zu den Füßen. Atmen Sie nun ein und heben Sie gleichzeitig den Kopf, die Schultern und die Füße vom Boden an. Achten Sie darauf, die Beine und Arme möglichst gestreckt zu halten und die Schultern zu entspannen. Ziehen Sie die Schulterblätter ganz bewusst zur Wirbelsäule hin. Neigen Sie Ihr Kinn leicht zur Brust und verweilen Sie einige tiefe

Atemzüge in dieser Position. Das kräftigt Ihre Bauchmuskulatur, und die inneren Organe werden massiert.

Den Rücken stärken: die diagonale Katze

Kommen Sie in den Vierfüßlerstand. Die Handgelenke befinden sich dabei unter den Schultern, die Knie jeweils unter dem Hüftgelenk. Strecken Sie nun das linke Bein parallel zum Boden nach hinten aus. Die Ferse schiebt dabei aktiv nach hinten, die Hüften bleiben auf gleicher Höhe. Wenn Sie sich stabil genug fühlen, heben Sie nun den rechten Arm und strecken ihn nach vorne aus. Halten Sie das Gleichgewicht für einige tiefe Atemzüge. Danach wechseln Sie die Seiten. Diese Übung stärkt vor allem die Rückenmuskulatur.

Motivation, die treibende Kraft

Sie haben also beschlossen zu fasten und wollen dies auch schaffen. Schon zu oft haben Sie in den letzten Jahren gute Vorsätze verworfen, weil die Motivation fehlte und die Arbeit zu viel wurde? Sie nehmen sich tagsüber vor, nach der Arbeit die Laufschuhe zu schnüren, und doch landen Sie wieder auf der Couch? Sie wollen das ständige Naschen zwischendurch einstellen und doch ertappen Sie sich immer wieder dabei? Dauerstress und Langeweile lassen uns zum Essen greifen, auch wenn wir keinen Hunger haben. Wenn Sie wenig Freizeit haben, muss das Fasten eben während der Arbeit stattfinden. Kein Problem, denn Motivation und die richtige Einstellung sind der Schlüssel zum Erfolg.

Mit dieser Fastenwoche schaffen Sie ideale Voraussetzungen, Ihren Lebensstil ganz allmählich

> »Die Vernünftigen halten bloß durch, die Leidenschaftlichen leben!«
>
> *Sébastien-Roch Nicolas de Chamfort*

zu verändern. Fasten ist nachweislich der nachhaltigste Impuls für eine Lebensstiländerung. Denn Sie haben es geschafft: ohne Morgenkaffee, ohne Feierabend-Rotwein, ohne Belohnungsschokolade zwischendurch! Das macht Sie mental stark und unabhängig. Sie erleben, dass die unmöglichsten Dinge möglich sind – ein gutes Gefühl! Und Gefühle sind ausschlaggebend für unser ganzes Leben!

Die folgenden Ideen helfen Ihnen, schwache Momente beim Fasten zu überwinden. So hat der Schlendrian keine Chance, Sie packen das.

Auf Teamarbeit setzen

Es gibt sicher Menschen, die Sie bei dem Vorhaben, eine Suppenwoche während der Arbeit durchzuführen, unterstützen wollen. Menschen sind Ihre größte Kraftquelle. Im Team ist es immer leichter, optimale Ergebnisse zu erzielen. Überlegen Sie, wer in Ihrem Büro bereit sein könnte, Sie auf diesem Weg zu begleiten.

In unserem Fastenwanderzentrum führen wir das Suppenfasten immer in Gruppen von etwa 20 Personen durch. Durch die Gruppendynamik und das gemeinsame Erlebnis wird die Fastenwoche zu einem besonders schönen Gesundheitsurlaub. Interessant ist die hohe Zahl an Teilnehmern, die danach ins Handeln kommen und dauerhaft ihre Ernährung in die basische Richtung verändern.

Schließen Sie einen Pakt mit sich selbst

Jeder Vorsatz ist quasi ein gedanklicher Vertrag mit sich selbst. Aber ein geschriebener Vertrag, schwarz auf weiß, ist noch einmal etwas anderes. So etwas macht man mit Fremden, aber nicht mit sich selbst. Probieren Sie es aus: Schreiben Sie einen ordentlichen Vertrag. Schreiben Sie auf, was Sie in dieser Woche vorhaben. Schreiben Sie Ihre Ziele auf. Erfolgreiche Menschen wissen: »Zielklarheit macht 80 Prozent des Erfolges aus.« Wie sehen Sie sich selbst in der Zukunft? Schlank, voller Energie und topfit? Bluthochdruck und Blutwerte sollen besser werden? Sie wollen sich mehr Zeit für sich selbst nehmen und Ihre Freizeit aktiver gestalten? Sie wollen mit Spaß sowohl Ihr Privatleben als auch Ihren Beruf genießen?
Formulieren Sie Ihre Rechte (auf Bewegung, Ruhe und Entspannung) und auch Ihre Pflichten (Sie absolvieren die komplette Fastenroutine). Unterschreiben Sie diesen Vertrag und legen Sie ihn auf den Nachttisch. Dort soll er Ihnen beim Aufwachen und Einschlafen eine Erinnerung sein.

Positive Gedanken

Hirnforscher haben herausgefunden, dass wir mit etwas umso erfolgreicher sind, wenn wir davon zu 100 Prozent überzeugt, ja sogar begeistert sind. Malen Sie sich deshalb aus, was Ihnen diese Woche für positive Veränderungen bringt. Stellen Sie sich vor, wie leicht und unbeschwert Sie sich fühlen werden, wie die Lebensfreude zurückkehrt, wie toll Sie aussehen werden. Mit solchen Visualisierungen arbeiten nicht nur Spitzensportler und Spitzenmanager, jeder kann sich diese Methode nutzbar machen. Wichtig ist die gedankliche Wiederholung, denn 97 Prozent unserer Gedanken sind Wiederholungsschleifen. Programmieren Sie Ihr Gehirn einfach um! »Ich weiß, ich kann, und glaub daran!« ist Ihre Devise für diese Woche – und vergessen Sie das Lächeln nicht! Je leidenschaftlicher Sie an die Sache herangehen, umso wirkungsvoller.

Die Fastenwoche beginnt

Fastentipps für den Berufsalltag

1. Stehen Sie 45 Minuten früher auf als üblich. Die morgendliche Fastenroutine nimmt etwas Zeit in Anspruch, und es soll schließlich stressfrei bleiben!
2. Kaufen Sie alle Zutaten vor der Fastenwoche ein. Es ist wichtig, während der Fastenwoche keinen großen Aufwand mit der Zubereitung und der Besorgung der Speisen zu haben.
3. Kann Ihnen jemand das Einkaufen oder Kochen abnehmen oder mithelfen?
4. Kochen Sie bis zu sieben Suppen vor und frieren Sie diese ein, so haben Sie einen kleinen Vorrat und etwas Zeit gewonnen.
5. Kochen Sie die doppelte Menge Suppe und essen Sie diese am nächsten Tag noch einmal.
6. Deponieren Sie ein paar Biogemüsesäfte und andere Zutaten für die Blitzsuppen im Büro, falls ein Tag unvorhergesehen länger wird.
7. Wenn eine Feier im Büro ansteht, trinken Sie ausnahmsweise ein Wasser mit Kohlensäure aus einem Sektglas.
8. Sollte sich ein Geschäftsessen gar nicht vermeiden lassen, wählen Sie das Restaurant selbst aus und erklären dort im Vorfeld Ihre Situation. Bestimmt ist es möglich, eine Gemüsebrühe als Vorspeise, eine gebundene Suppe als Hauptgang und einen Smoothie als Dessert zu bekommen. Machen Sie sich einen Spaß daraus, Ihre Kollegen zu beobachten: Das Ess- und Trinkverhalten der anderen zu studieren, solange man fastet, ist sehr interessant – auch als Spiegel für sich selbst.
9. Besorgen Sie sich zusätzlich eine Thermoskanne für Brühe, die Sie an einem langen Arbeitsalltag trinken können.
10. Wählen Sie keine Kohlsuppen für die Mittagspause, essen Sie diese eher abends (sie können leicht blähen).
11. Treffen Sie alle Vorbereitungen für den Tag rechtzeitig, damit Sie nicht in Zeitnot geraten.
12. Planen Sie genügend Pausen ein, um innezuhalten – das tut einfach gut. Atmen Sie in diesen »Time-outs« durch, trinken Sie etwas oder gehen Sie kurz an die frische Luft.
13. Antworten Sie Ihren Kollegen, wenn Sie etwas angeboten bekommen: »Nein danke, ich möchte nicht«, statt: »Oh je, das darf ich nicht.« So bestärken Sie sich stets selbst.

Die Einkaufsliste/Checkliste für die Fastenutensilien

❍ Verschiedene Kräuterteesorten
❍ Ca. 25 Liter gutes Wasser ohne Kohlensäure
❍ 1 Glas Naturhonig
❍ 1 Zungenschaber
❍ Kalt gepresstes Sonnenblumenöl zur Ölzieh-Kur
❍ 1 Körperbürste zum Trockenbürsten
❍ 1 Wärmflasche für den Leberwickel
❍ 1 Reise-Irrigator für die Einläufe
❍ Körperöl für die Hautpflege, bitte keine Cremes verwenden
❍ 100 Gramm Chlorella-Alge zur Säure-Basen-Regulation
❍ 300 Gramm grüne Tonerde für die Verdauung
❍ 1 Flasche »Kanne-Brottrunk« (Bioladen, Supermarkt, Drogerie)
❍ Basisches Badesalz zum Entsäuern
❍ Eventuell Kreislauftropfen (Apotheke)
❍ Basenkomplex

Mein »Fastenmanager«

Schreiben Sie sich stichpunktartig die wichtigsten Fastenrituale auf und hängen Sie diesen Zettel zum Beispiel im Bad auf. Speichern Sie ihn zusätzlich auf Ihrem Computer, damit Sie auch in der Arbeit einen Spickzettel haben:

❍ Nach dem Aufstehen: Zunge reinigen
❍ Danach 1 bis 2 Gläser Wasser trinken
❍ Täglicher Einlauf zur Darmreinigung
❍ Trockenbürsten, Wechselduschen
❍ Ölziehen mit kalt gepresstem Sonnenblumenöl für mindestens 5 bis 10 Minuten
❍ Vor dem Frühstück 1 Teelöffel grüne Tonerde vollständig in 1 Glas lauwarmem Wasser auflösen und trinken
❍ Basenkomplex je nach Dosierungsempfehlung auf der Packung einnehmen
❍ Jeden Tag 250 Milliliter frischen Saft pressen und fürs Büro abfüllen
❍ Die Mittagssuppe abfüllen
❍ Wasser und Tee trinken nicht vergessen
❍ Blitzentspannung am Arbeitsplatz, öfters kleine Pausen mit Yogaübungen
❍ Nachmittags ½ Glas »Kanne-Brottrunk« mit Wasser und Apfelsaft auffüllen und verdünnt trinken
❍ Vor dem Abendessen 3 Chlorella-Presslinge mit etwas Wasser einnehmen
❍ Suppe vorkochen, auftauen etc.
❍ Bewegung nicht vergessen, Yogaübungen zur Entspannung
❍ Vor dem Schlafengehen an den Leberwickel denken

● *Sie können viele dieser Utensilien auch ganz bequem als Fastenpaket bestellen: www.fasten-shop.de*

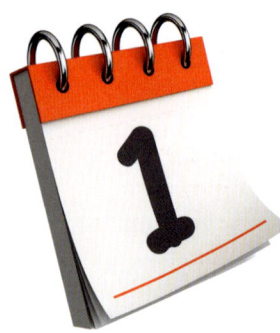

Der 1. Entlastungstag
Donnerstag: Gute Vorbereitung ist das A und O

Morgens: **Fitmacher-Hafermüsli mit Apfel** (S. 79)
Mittags: **Kunterbunter Salatteller mit Avocadosalsa** (S. 80)
Abends: **Petersilienkartoffeln mit Blumenkohl-Zucchini-Gemüse** (S. 82)

Thomas der Manager startet in die Fastenwoche: Am ersten Entlastungstag werden nur leicht verdauliche Speisen verzehrt, um den Verdauungstrakt vorzubereiten. Gleichzeitig ändert Thomas seine Trinkgewohnheiten. Heute sind 2 Liter stilles Wasser angesagt, dazu 1 Liter Tee – und der Kaffee wird durch grünen Tee ersetzt. Thomas hat in der vergangenen Woche seine engsten Mitarbeiter eingeweiht und ihnen von seinem Vorhaben erzählt. Unverständnis, Bewunderung und sogar Neid, die Reaktionen waren sehr unterschiedlich. Doch jetzt unterstützen ihn alle: Plötzlich gibt es überall leckere Teesorten, und den Muntermacher aus Ahornsirup, Cayennepfeffer und heißer Zitrone möchte auch jeder probieren.

Heute gibt es nur kleine Portionen zu essen, schließlich soll sich der Körper langsam auf das Fasten einstellen. Die Essgewohnheiten zu ändern, ist für Thomas das Schwierigste. Schließlich ist er jahrelang in die Kantine gegangen oder hat sich eine Currywurst geholt. Er nimmt frisches Obst und Müsli mit zur Arbeit. Fleisch und Wurst sind ab sofort tabu, ebenso Fisch und Milchprodukte. Die Schlemmerschublade im Büroschreibtisch hat er schon ausgeräumt und alles verschenkt. So kommt er erst gar nicht in Versuchung. Natürlich sind ab heute auch Alkohol und Zigaretten gestrichen, schließlich geht es ja darum, zu entschlacken und das Blut und Gewebe zu reinigen.

Thomas ist zwar kein Müslifan, doch er freut sich auf das Frühstück, weil dies noch mal so richtig lange satt macht. Und essen ist vor dem Fasten schließlich etwas ganz Besonderes. Das Fitmacher-Hafermüsli ist schnell zubereitet und ein schöner Start in die Fastenwoche.

Mittags steht Basenpower auf dem Programm, schließlich soll die Entsäuerung eingeläutet werden. Es gibt Salat mit Avocadosalsa. Alle Speisen konnte Thomas zu Hause problemlos vorbereiten. Die Salatsauce hat er extra abgefüllt und kurz vorher hinzugefügt.

Am Nachmittag trinkt er zum ersten Mal in seinem Leben Brottrunk. Aus Neugier probiert er ein Schlückchen pur. Das ist etwas säuerlich, und er ist froh, dass er ihn mit Apfelsaft und Wasser verdünnen kann.

Da er auch abnehmen möchte, stellt Thomas sich auf die Waage und beschließt, jeden Tag etwas Sport zu treiben. Denn nur Muskeln, die bewegt werden, können Fett verbrennen. Also heizt Thomas seinen Fettverbrennungsöfen ein und schnürt nach der Arbeit die Laufschuhe. 40 Minuten walken, das ist der Plan! Und weil er schon einmal draußen ist, hängt er 10 Extraminuten an, denn er ist voll motiviert. Danach kocht er sich ein einfaches Kartoffelgericht, das er genüsslich verspeist. Er würde gerne nachsalzen, aber das ist tabu. Er muss sich erst an die vielen frischen Zutaten gewöhnen, doch es schmeckt vorzüglich. Durch den Salzverzicht wird verstärkt Gewebewasser ausgeschwemmt und der Blutdruck gesenkt.

● **Tipp**

Verzichten Sie keinesfalls auf die Entlastungstage. Sie nehmen Ihrem Körper die Möglichkeit, sich sanft umzustellen, verzögern den Umschaltungsprozess sogar und provozieren Hungergefühle in den ersten Fastentagen.

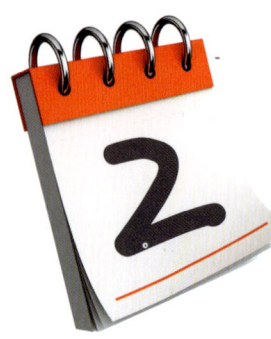

Der 2. Entlastungstag
Freitag: Vorfreude ist die schönste Freude

Morgens: **Dinkelvollkornbrot mit Butter und Fruchtmus** (S. 79)

Mittags: **Süßkartoffelspalten mit Auberginendip** (S. 78)

Abends: **Italienische Minestrone mit Dinkelnudeln** (S. 81)

Thomas ist begeistert: Obwohl erst ein Tag vorbei ist, wiegt er schon ein halbes Kilo weniger. Ein bisschen Fett ist sicher schon geschmolzen, hauptsächlich ist der Gewichtsverlust in den ersten Tagen aber auf die entwässernde Wirkung zurückzuführen. Denn die basischen Lebensmittel sind allesamt salzarm. Zwar darf das Gemüse und auch später die Fastensuppen leicht mit Gemüsebrühe und Kräutersalz gewürzt werden, aber im Vergleich zu Wurst, Käse, Brot etc. fällt das kaum ins Gewicht.

Nach den ersten Gläsern Wasser bürstet Thomas sich vor dem offenen Fenster kräftig den ganzen Körper. Die frische Luft macht ihm Lust auf einen Spaziergang. 20 Minuten Zeit kann er sich dafür nehmen. Er geht absichtlich etwas flotter, damit seine Muskeln Fett verbrennen. Es macht ihm Spaß, und er bekommt richtig gute Laune.

Zurück zu Hause fügt er seiner Dusche noch die Wechseldusche an. So erfrischt hat er sich schon lange nicht mehr gefühlt.

Nach dem Frühstück geht er ins Büro. Auf dem Weg dorthin hat Thomas allerdings Kaffeefantasien. Dieser fehlt ihm richtig, und er merkt, dass das seine stärkste Gewohnheit ist. Er fühlt sich etwas müde, und ein leichter Druck an den Schläfen begleitet ihn schon den ganzen Tag. Aber er spürt, dass mit seinem Stoffwechsel etwas passiert. Der Schläfenkopfschmerz ist auf eine Reaktion des Gallenblasenmeridians zurückzuführen. Der Schmerz zieht vom Hinterkopf seitlich an die Schläfen bis hinter die Augen. Die beiden homöopathischen Mittel Nux Vomica D6 und Taraxum D6 können hier helfen: je im Wechsel stündlich 3 Globuli unter die Zunge legen, bis der Druck nachlässt. Zusätzlich reichlich Wasser trinken.

Weil heute Freitag ist, geht Thomas um 12 Uhr nach Hause. Er ruht sich kurz aus und bereitet dann sein Mittagessen zu. Er genießt schon den Duft, der beim Kochen entsteht: Vorfreude breitet sich in ihm aus. Deshalb lässt er sich beim Essen Zeit und kaut wesentlich gründlicher als sonst. Abends gibt es zwar Suppe, aber damit er noch einmal feste Stückchen kauen kann, wird die Minestrone nicht püriert.

Zum Abschluss des Tages macht er den Leberwickel. Die Leber entgiftet nachts zwischen 1 und 3 Uhr am stärksten und freut sich besonders über Ruhe und Wärme. Je später Sie den Leberwickel machen, umso näher sind Sie der Leberzeit.

Salz in der Fastenzeit

Etwas Salz braucht man selbst in der Fastenzeit. Es ist wichtig für eine normale Gehirnfunktion und erhält die orthostatische Spannung der Sehnen, Bänder und Muskeln aufrecht. Trotzdem wird es Ihnen ungewohnt vorkommen, da alle industriellen Lebensmittel viel zu stark gesalzen sind und diese in der Fastenzeit wegfallen. Die vielen Kräuter entfalten einen intensiven Geschmack, den Sie bald nicht mehr missen möchten.

● *Am Ende des Buches finden Sie die Entlastungstage auf einen Blick.*

● **Tipp**

Falls Sie geschäftlich unterwegs sein müssen, so nutzen Sie morgens das Hotelschwimmbad oder den Fitnessraum. Leichtes Radfahren oder das Laufband bringen Sie in Schwung.

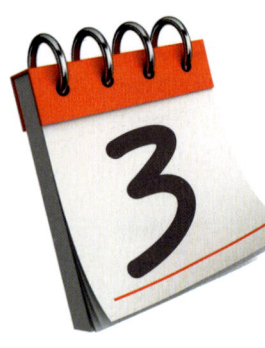

Der 1. Fastentag
Samstag: Alles langsam angehen

Morgens: **Aprikosensuppe** (S. 86)
Saft: **Alles grün, alles gut!** (S. 112)
Mittags: **»Gegrilltes« Zucchinisüppchen** (S. 87)
Abends: **Französische Tomatensuppe mit Pinienkernen**
(S. 88)

Heute geht es richtig los: Der Körper schaltet von der Energiebereitstellung von außen auf die innere Ernährung um. Dafür muss der Darm erst einmal kräftig geleert werden – ein Impuls an den Körper für die Umstellung im Energiesystem. Die Suppen und Säfte unterstützen lediglich wichtige Stoffwechselprozesse und fördern die Ausscheidung. Thomas nimmt den Reise-Irrigator, geht ins Badezimmer, liest sich die Beschreibung (Seite 32) durch und legt los. »Kein Problem«, denkt er hinterher, »das hab ich mir komplizierter vorgestellt. Und ich fühle mich leichter und freier!«

Zum Frühstück gibt es 2 Tassen Kräutertee und eine Aprikosensuppe. Die Suppe war innerhalb von fünf Minuten fertig und schmeckt einfach köstlich.

Draußen regnet es, bewegen möchte Thomas sich trotzdem. Er legt Musik auf und macht die Morgenübungen (S. 36f.). Die dauern nur zehn Minuten, aber ein bisschen Schweiß steht ihm auf der Stirn. Das ist gut. Und am Nachmittag möchte er joggen gehen. Aber nun wird erstmal eingekauft: Alle frische Zutaten kann er schon heute besorgen. Gut gelagert halten sie die Woche durch. Ein paar gefrorene Gemüsesorten, Kräuter und Beeren nimmt er der Einfachheit halber auch. Aus der Apotheke holt er sich eine Nierenteemischung. Das entwässert und hilft, den Blutdruck in den Griff zu bekommen. Davon will er 3-mal am Tag eine Tasse trinken.

Mittags kocht Thomas sich das Zucchinisüppchen und ist erstaunt, wie wenig Arbeit das macht. Während die Zucchini im Ofen brutzeln, presst er frischen Saft und stellt ihn in den Kühlschrank, zur Erfrischung am Nachmittag.

Nach dem Essen gönnt er sich ein Mittagsschläfchen. Danach schnürt er die Laufschuhe und macht draußen ein leichtes Intervalltraining: fünf Minuten zügiges Gehen, fünf Minuten leichtes Joggen. In diesem Wechsel ist er 40 Minuten unterwegs. Er freut sich, wie gut das klappt, und sieht bildlich, wie die Kilos auf der Strecke bleiben. Dass Fitnesstraining ein wichtiger Bestandteil des Fastens ist, spürt er nun am eigenen Leib.

Nun noch den Brottrunk, die Chlorella-Alge und, ach ja, mehr Wasser trinken. Zum Abendessen gibt es dann eine köstliche Tomatensuppe mit Pinienkernen.

● Tipp

Wer Migräne, Probleme mit den Bandscheiben, dem Herzen oder dem Magen hat, sollte auf keinen Fall »glaubern«, da sich die Beschwerden durch den schnellen Wasserentzug verstärken können. Verwenden Sie ein Einlaufgerät und verzichten Sie auf chemische Abführmittel.

Der Einlauf

Freunden Sie sich mit dem Einlauf an. Er ist Ihr wichtigster Helfer, kein Feind! Dank ihm verschwindet jegliches Hungergefühl und die täglich anfallenden Giftstoffe werden einfach mit Wasser weggespült! So ist gewährleistet, dass Sie in der Fastenzeit stets topfit sind.

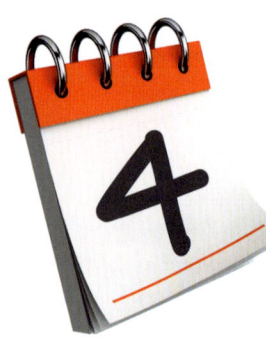

Der 2. Fastentag
Sonntag: Bewegung und Wellness

Morgens: **Bratapfelsuppe mit Sanddorn** (S. 84)
Saft: **Rote-Bete-Grapefruit-Saft** (S. 111)
Mittags: **Indonesische Spinatsuppe mit Ingwer** (S. 99)
Abends: **Texanische Kürbissuppe mit Apfel** (S. 98)

Etwas gerädert wacht Thomas auf, und die bleierne Müdigkeit in seinem Körper macht ihm zu schaffen. Klar, die Entsäuerung ist in vollem Gange, es tut sich was in seinem Stoffwechsel. Er hat schließlich 20 Jahre Raubbau an seinem Körper betrieben. Thomas trinkt erst mal Wasser und macht den Einlauf. Das hilft! Das Blutdruckmessen ergibt auch schon erste positive Ergebnisse.

Nach dem Frühstück macht Thomas einen ausgedehnten Spaziergang. 60 Minuten hat er sich mindestens vorgenommen, heute ist ja Sonntag! Er hat noch im Ohr, dass der Arzt gesagt hat, wie wichtig die Bewegung ist, um seinen Blutdruck zu verbessern. Und Muskeln verbrennen schließlich Fett. Gewappnet hat er sich mit einer Wasserflasche, damit er auch unterwegs immer mal ein Schlückchen trinken kann und auf sein Pensum kommt. Heute tut er sich etwas schwer damit. Aber was sein muss, muss sein! Er variiert zwischendurch das Tempo. Dann geht er etwas schneller, damit die Fettzellen geöffnet werden. Als es bergauf geht, ist er sich nicht so sicher, ob er den Anstieg überhaupt schafft. Andererseits ist das Bergaufwandern der beste Fatburner. Dieser Gedanke motiviert ihn, er mobilisiert alle Kräfte und kommt doch oben an.

Mittags ist wieder eine leckere Suppe angesagt. Den Saft hat er sich nach dem Spaziergang gepresst und ihn ganz, ganz langsam gelöffelt. So hat er mehr vom Genuss.

Am Nachmittag ist er etwas müde und gönnt sich ein Nickerchen. Er wacht auf, weil die Blase drückt. Das viele Trinken ist ungewohnt, und ihm fällt auf, wie oft er zur Toilette muss. Aber nur so wird sein Körper und werden vor allem die Nieren gut durchgespült.

Heute hat er Muße, sich mit den Yogaübungen für den Abend auseinanderzusetzen. Eine Matte für den Boden findet er auch. Und los geht's! Er spürt bei den ungewohnten Bewegungen in sich hinein und stellt fest, dass das gar nicht so unangenehm ist wie befürchtet. Es fühlt sich sogar richtig gut an. Ein bisschen mehr Beweglichkeit könnte ja nicht schaden!

Abends isst er zwei Teller texanische Kürbissuppe mit Apfel, trinkt noch eine Tasse Nierentee und geht direkt mit dem Leberwickel ins Bett. Dort hat er heute tatsächlich noch Lust, das Buch anzufangen, das schon lange auf seinem Nachttisch liegt, weil er immer zu müde dafür war.

● **Tipp**

Spätestens nach der Frühstückssuppe reguliert sich der Blutzucker sehr schnell. Falls Sie zu Kreislaufproblemen oder niedrigem Blutdruck neigen, so rühren Sie einfach etwas Honig in den Tee, bei starken Kreislaufproblemen helfen Tropfen auf pflanzlicher Basis aus der Apotheke (Korodin, 10 Tropfen auf etwas Honig).

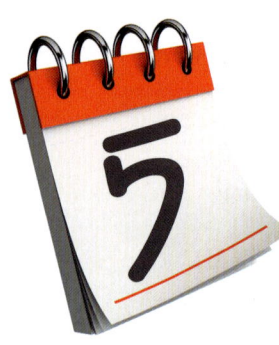

Der 3. Fastentag
Montag: Halbzeit!

Morgens: **Mango-Hirse-Suppe** (S. 84)
Saft: **Blutorangen-Möhren-Saft** (S. 110)
Mittags: **Sibirische Rote-Bete-Suppe** (S. 96)
Abends: **Indische Brokkolisuppe mit Chutney** (S. 97)

Bergfest – heute Abend ist schon die Hälfte geschafft! Thomas' Kreislauf fühlt sich stabil an, nur die Beine sind schwer. Neben der Entsäuerung hängt dies auch mit der ungewohnten Bewegung zusammen, schließlich war er vorher ein Couch-Potato. Die viele Arbeit hat regelmäßigen Sport einfach nicht zugelassen, oder hat er sich die Zeit dafür bloß nicht genommen?

Thomas fühlt sich nach dem Aufstehen etwas schwach, die Beine sind wacklig und die Knochen tun ihm weh. Seine Muskeln sind voller Säure. Das viele Trinken, die grüne Tonerde und die Suppen neutralisieren diese jedoch, und nach den Fitnessübungen geht es ihm schnell besser. Dass er heute zur Arbeit muss, macht ihm gar nichts mehr aus.

Beim Einlauf wundert Thomas sich, was der Darm selbst am 3. Fastentag noch so hergibt. Er staunt auch über den zähen Belag auf seiner Zunge und freut sich, dass sein Bauch schon sichtbar kleiner geworden ist.

Weil er heute Früh Saft und Suppe fürs Büro frisch zubereitet, verschiebt er die Bewegung in die Mittagspause und nimmt seine Laufschuhe mit. Als es dann soweit ist, geht er 30 Minuten zügig spazieren. Erstaunlicherweise freuen sich seine Muskeln über die Bewegung. Dabei waren sie heute Früh doch noch so schwer. Und die Laune steigt auch! Das liegt an den Endorphinen, Glückshormone, die durch Bewegung ausgeschüttet werden. Zudem fördert das Laufen das Schlankmacherhormon Glukagon, das die Fettzellen öffnet, um Energie für die Muskeln bereitzustellen: Fettverbrennung pur!

Nach der Mittagssuppe geht's wieder an die Arbeit. Zwischendurch probiert Thomas den »Büro-Adler« und die »Schildkröte« (S. 42f.) aus. Funktioniert! Das Dehnen tut dem Rücken gut.

Zu Hause legt er erst mal die Füße hoch, bevor er sich seine Suppe zubereitet. Nach dem Essen macht er die Yogaübungen für den Abend, gönnt sich ein Basenbad, checkt den Fastenmanager und hätte auch fast die Chlorella-Alge zur Blutreinigung vergessen. Das ist nun schnell nachgeholt. Den Leberwickel nimmt er sich wieder mit ins Bett. Schnell schläft er ein.

Tipp

Die Suppen und Säfte sind schmackhaft und schnell in der Zubereitung. Es ist natürlich trotzdem möglich, an einem Tag zweimal die gleiche Suppe zu essen oder denselben Saft zu trinken, falls es mal schnell gehen muss.

Basenbad

Für ein Basenbad benötigen Sie basisches Badesalz. Geben Sie davon 3 bis 4 Esslöffel ins Badewasser und bleiben Sie mindestens 30 Minuten darin. Das Badewasser hat zuerst einen höheren pH-Wert als Ihre Haut. Über dieses Konzentrationsgefälle können Säuren von innen nach außen abgegeben werden. Nutzen Sie beim Fasten alle Schleusen – so entsäuern Sie auf höchstem Niveau.

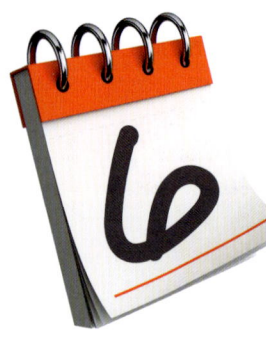

Der 4. Fastentag
Dienstag: Das Leben wird leichter

Morgens: **Hirsesuppe mit Orange** (S. 85)
Saft: **Hawaiianischer Hula-Fruchtpunsch** (S. 111)
Mittags: **Italienische Paprika-Rosso-Suppe** (S. 94)
Zusätzlich: **Blitz-Tomatensuppe – für den extralangen Arbeitstag** (S. 107)
Abends: **Argentinische Bohnen-Mais-Suppe** (S. 101)

Thomas wacht auf. Er hatte einen Traum: »Spaghetti vongole«, denkt er, »wo hab ich das nur her?« Als er die Zeitschrift vom Vorabend sieht, fällt es ihm wie Schuppen von den Augen. Dort hatte er das Rezept gelesen! Wie in Trance absolviert er seine Fastenroutine. Er braucht Bewegung und geht noch vor dem Frühstück eine halbe Stunde raus.

Nach dem Frühstück bereitet er den Saft für den Tag vor und richtet die Suppe her. Italienische Paprika-Rosso-Suppe ... kommt den Spaghettifantasien schon recht nah, findet er. Zum Glück hat er die Suppe für den heutigen Tag schon letzte Woche vorgekocht und braucht sie nur aufzutauen. Das Kochen wäre ihm heute sicher schwergefallen.

Und tatsächlich, nach reichlich Getränken, Zitronenschnitzen und der köstlichen Suppe sind die Gelüste endlich wieder verschwunden. Er muss über sich selbst lachen.

Eigentlich hatte er sich die Zeitschrift nur gekauft, weil er nach Übungen zum Muskelaufbau gesucht hat. Er hat nämlich vor, seinen Körper dauerhaft in Form zu halten. Ihm wurde bewusst, wie sehr sich sein Leben nur um die Arbeit drehte. »Das wird sich nun ändern!«, denkt er und macht heute die Yogaübungen für den

Arbeitsplatz, animiert sogar seine Kollegen dazu, die sich über die Abwechslung freuen. Dauert ja auch nur ein paar Minuten, und man ist wieder erfrischt. Das Schöne an diesen Übungen ist, dass nicht nur der Körper profitiert und geschmeidiger wird: Man konzentriert sich auf die Haltung und atmet ganz bewusst – das beschäftigt den Geist, er kommt zur Ruhe und die Probleme, die man gerade wälzt, werden ausgeblendet. Diese Gedankenpause führt dann nicht selten zu neuen Ideen und Lösungen. Auf jeden Fall sorgen sie für geistige Erfrischung.

Heute ist der Arbeitstag lang. Ein kurzfristiges Meeting wurde einberufen. Glücklicherweise hat er letzte Woche ein paar Flaschen Biogemüsesaft im Büro deponiert. Vor dem Meeting macht er sich diesen warm, würzt ihn ein wenig mit Gemüsebrühe, einem Kräuterwürfel und schon hat er noch einmal etwas Warmes im Bauch und fühlt sich gestärkt.

Am Abend hat er noch einen Termin für eine Ganzkörper-Ölmassage. Dabei kann er sich von dem langen Tag hervorragend erholen. Es ist ein Genuss, wenn man sich seines Körpers wieder so bewusst wird und ihn verwöhnt. Zudem wirken Massagen entschlackend und intensivieren die Fastenwirkung.

● **Tipp**

Keine Sorge, falls Ihnen beim Fasten mal der innere Schweinehund in die Quere kommt – das ist völlig normal. Ein kleiner Spaziergang, eine heiße Tasse Brühe und die Vergegenwärtigung Ihrer Fastenziele wirken in diesem Fall schon kleine Wunder.

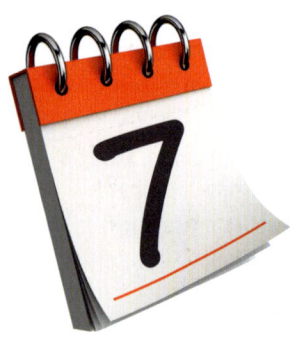

Der 5. Fastentag
Mittwoch: Der Energiekick!

Morgens: **Exotisches Früchtesüppchen** (S. 85)
Saft: **Radieschen-Kürbis-Saft** (S. 113)
Mittags: **Belgische Spargelsuppe** (S. 99)
Abends: **Rheinische Erbsen-Senf-Suppe mit Dill** (S. 101)

Heute könnte Thomas Bäume ausreißen! Dass ihm das Fasten so leichtfällt, hätte er nicht gedacht. Er genießt es sogar! Am meisten freut ihn die Erkenntnis, dass die tägliche Bewegung zu einem Bedürfnis heranwächst. Noch im Bett liegend überlegt er schon, welche Runde er heute laufen soll. Die Lust ist da, und der Energiekick danach ist enorm.

Thomas hat noch die Stimme seines Arztes im Ohr. Es geht auch um seinen Blutdruck, den er in den Griff bekommen will. Die Suppenwoche ist ideal, um das Blut zu reinigen. Die fast salzfreie Kost und das viele Trinken spülen die Nieren kräftig durch. Der Druck im Blut geht runter. Die Bewegung stärkt das gesamte Herz-Kreislauf-System. »Ernährung und Bewegung gehören wohl zusammen«, denkt er. Beides möchte er in Zukunft gut im Auge behalten.

Bisher hatte Thomas nie ein Hungergefühl, die Suppen schmecken alle extrem gut und machen hervorragend satt. Er ist froh, dass er die Menge selbst bestimmen kann, und merkt, dass sein Körper peu à peu weniger benötigt. Für jemanden, der sonst den ganzen Tag gerne, gut und viel isst, ist dies eine besondere Erfahrung.

Mittags gönnt er sich zehn Minuten Ruhe. Den eigenen Atem zu beobachten, fällt ihm noch schwer. Aber er setzt sich nicht unter Druck: Wenn die Gedanken abschweifen, holt er sie zurück und konzentriert sich neu. Er fühlt, wie sich die Bauchdecke mit jedem Atemzug hebt und senkt, wird ruhig und kann dann doch entspannen.

Thomas ist vor allem stolz, dass er auf die Ersatzbefriedigungen verzichten kann. Sich von schlechten Gewohnheiten zu verabschieden, tut gut. Er möchte die unnötigen Zwischensnacks durch Trinken ersetzen. Er hatte sowieso immer ein schlechtes Gewissen dabei und hat sich über sich selbst geärgert. Er freut sich schon auf den einen oder anderen Genuss, aber aus Frust und Stress will Thomas sich nicht mehr hinreißen lassen.

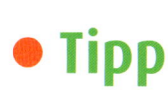

● **Tipp**

Vergessen Sie am Saunatag bitte nicht, mindestens 3, besser jedoch 4 Liter Wasser und Tee zu trinken. Sie verlieren durch das Schwitzen sehr viel Flüssigkeit, die aufgefüllt werden muss.

Sauna

Wenn Sie sich kreislaufstabil fühlen, können Sie sich abends einen Besuch in der Sauna gönnen. Die Sauna dient einerseits der Entspannung, zum anderen werden durch das passive Schwitzen über die Haut Schlackenstoffe frei. Außerdem tut die Wärme sehr gut, da der Körper in der Fastenzeit schneller zum Frieren neigt.

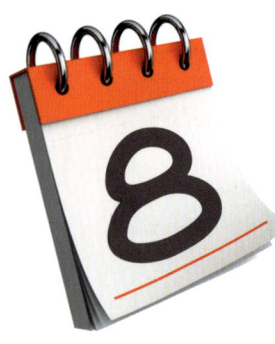

Der 6. Fastentag
Donnerstag: Glücks-hormone ohne Ende

Morgens: **Herzhafte Hafer-Curry-Suppe** (S. 86)
Saft: **Sunshine Reggae** (S. 111)
Mittags: **Kalifornische Paprikasuppe mit Cashew-mus** (S. 93)
Abends: **Thai-Currysuppe mit Süßkartoffel** (S. 90)

Willkommen auf der Zielgeraden! Thomas hat es fast geschafft. Neben seinen Fitnessübungen macht er vor der Arbeit noch einen 30-minütigen Waldlauf und genießt die Leichtigkeit der Bewegung.

Thomas möchte noch gar nicht abfasten, da er sich richtig gut fühlt und der Alltag mittlerweile eingespielt ist. So beschließt er, einfach weiterzufasten. Die Waage zeigt fünf Kilo Gewichtsverlust an, Thomas ist begeistert, doch noch nicht ganz zufrieden. Er spürt, dass sich sein Säure-Basen-Haushalt verändert hat. Die Müdigkeit ist nicht mehr da, er fühlt sich weniger erschöpft. Und er hat verstanden, dass er, was sein Wohlbefinden angeht, selbst die Zügel in der Hand hält. Die zwischenzeitliche kleine Krise, Mitte der Woche, ist komplett vergessen, irgendwie hat ihn das Ganze auch mental stärker gemacht. Und die größte Freude ist, dass er wieder in seine Lieblingshose passt, die ihm vor zehn Jahren zu eng geworden war. Der Bauch ist erheblich flacher geworden und das ohne eine lästige Diät.

Thomas fastet volle zehn Tage mit Aufbau- und Entlastungstagen, also insgesamt 14 Tage, und nimmt in dieser Zeit acht Kilo Gewicht ab. Er kann am Ende der Fastenzeit Bäume ausreißen und beschließt, zukünftig dreimal die Woche abends nur Gemüse mit

Kartoffeln, Vollkornnudeln oder Naturreis zu essen. Viele gute Rezepte kennt er ja jetzt: in der Pfanne gedünstet, im Ofen gegart oder als Suppe. Ungesunde Kohlenhydrate wie Weißbrot, weiße Nudeln, Chips & Co. will er vom Speiseplan streichen. Außerdem will er dreimal die Woche mit einem Freund walken.

Das Fasten baut er jetzt schon in seine Jahresplanung mit ein. Sogar zweimal im Jahr, seiner Gesundheit zuliebe, im Frühjahr und im Herbst. Als Manager weiß er: Planung ist alles!

Warmes Fußbad am Abend

Warme Fußbäder fördern die Ausscheidung von Säuren über die Füße, in der Naturheilkunde auch Hilfsnieren genannt. Nicht nur die Reflexzone der Niere ist in der Mitte der Fußsohle zu finden, auch der Nierenmeridian beginnt hier. So wie die Nieren sehr empfindlich sind, vor allem gegen Kälte, zu wenig Flüssigkeit und gegen Stöße, so sensibel ist auch die Reflexzone am Fuß. Über ein warmes Fußbad stärken Sie dieses wichtige Ausscheidungsorgan.
Geben Sie 1 Esslöffel basisches Badesalz in eine Fußbadewanne oder einen großen Eimer mit warmem Wasser (ca. 36 bis 38 °C). Bleiben Sie 20 bis 30 Minuten mit Ihren Füßen darin. Mit einem bereitgestellten Wasserkocher können Sie gegebenenfalls warmes Wasser nachfüllen. Übergießen Sie danach Ihre Füße kurz mit kälterem Wasser (ca. 12–18 °C).

● *Am Anfang des Buches finden Sie die Fastenwoche auf einen Blick.*

● **Tipp**

Besonders Menschen, die leicht frieren, sollten regelmäßig ein warmes Fußbad oder ein Basenbad durchführen, um ihren kalten Stoffwechsel anzuregen. Die wärmenden Suppen sind ideal für diese »Kältetypen«, sie stärken auch die inneren Organe.

Der 7. Tag: Das Abfasten
Freitag: Das Wichtigste zum Schluss!

Morgens: **Aprikosensuppe** (S. 86)
Saft: **Traube trifft Petersilie** (S. 112)
Mittags: **Das Abfasten – der Apfel** (S. 69)
Abends: **Sesamkartoffeln mit gedünstetem Gemüse** (S. 118)

Heute ist ein ganz besonderer Tag: Das Abfasten will Thomas so richtig genießen. Aber zunächst beginnt der Morgen wie alle anderen Fastentage zuvor: Er absolviert seine Routine, trinkt viel Wasser und etwas Grüntee, bewegt sich, Einlauf, Trockenbürsten etc. Den Fastenmanager kann er mittlerweile im Schlaf aufsagen. Dann geht er ins Büro.

Das Mittagessen wird etwas ganz Besonderes: Er darf wieder kauen – einen frischen, knackigen, reifen Apfel! Beim Aussuchen im Bioladen hat er sich viel Zeit gelassen. Thomas hat sich den Freitagmittag freigenommen, um diesen Moment zu genießen. Zu Hause sitzt er vor seinem Apfel, dem Symbol für seinen persönlichen Erfolg. Er lässt sich alle Zeit der Welt, schneidet ihn in viele kleine Stücke und kaut jedes einzelne, bis es flüssig ist. Kauen! Welch Genuss nach so einer langen Zeit. Die Zähne zu benutzen: fantastisch! Er kann kaum glauben, was er da gerade erlebt! Thomas ist überglücklich. 20 Minuten braucht er, um den Apfel zu essen. So viel Zeit muss sein. Und auch in Zukunft möchte er seinen Mahlzeiten mehr Aufmerksamkeit schenken. Nebenbeschäftigungen wird es nicht mehr geben!

Abends gibt es 3 bis 4 kleine Sesamkartoffeln mit gedünstetem Gemüse, dazu einen leckeren Avocadodip. »Gut gekaut ist halb verdaut«, fällt Thomas ein und: »Der Magen hat keine Zähne«, weshalb er nach dem Fasten bewusst langsam isst, leicht verdauliche Speisen wählt und kleine Portionen zu sich nimmt. So kommen seine Verdauung und sein Stoffwechsel wieder optimal in Fahrt.

Der Apfel

Der Apfel wirkt wie ein Darmbesen. Mit seinen Ballaststoffen ist er in der Lage, den Darm zu trainieren, Ablagerungen werden besser ausgeschieden. Besondere, lösliche Ballaststoffe, die Pektine, haben ein hohes Quellvermögen und sorgen so für die Produktion von Verdauungssäften.

Trinken während des Abfastens und der Aufbautage

Um die Verdauungssäfte nach dem Fasten wieder zu locken und nicht unnötig zu verdünnen, trinken Sie bitte nichts während der Mahlzeiten. Diese Regel gilt beim Abfasten und während der Aufbautage.

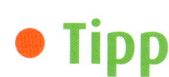

● Tipp

Ein perfektes Kautraining haben Sie, wenn Sie als Zwischenmahlzeit 3 bis 4 Mandeln kauen. Das wird Sie lange beschäftigen, der Speichelfluss wird angeregt und die Befriedigung ist enorm.

Der 1. Aufbautag
Samstag: Langsamer Übergang

Morgens:	**Dinkelschrotmüsli mit frischen Früchten** (S. 119)
Mittags:	**Ofengebackener Kürbis mit Salat** (S. 120)
Zwischenmahlzeit:	**Obst, 3 bis 4 Mandeln oder andere Nüsse**
Abends:	**Naturreis mit Curry-Kokos-Gemüse** (S. 122);
	Restaurantalternative: Salat und Antipasti-Teller

Die Aufbautage sind unabdingbarer Bestandteil der Fastenzeit. Pro Fastenwoche stehen 2 Aufbautage auf dem Programm. Je länger also die Fastenzeit, umso mehr Aufbautage. Und weil sie zur Fastenzeit dazugehören, absolviert Thomas weiterhin seine Fastenroutine. Heute hat er sogar mehr Zeit für Bewegung, es ist ja Wochenende!

Zum Frühstück gibt es ein leckeres Dinkelschrotmüsli mit frischem Obst. Er genießt jeden einzelnen Bissen und kaut unendlich lange. Auf dem Markt kauft er sich frisches Gemüse für die Aufbautage und macht sich zu Hause gleich ans Kochen seines Mittagessens. Er hätte nie gedacht, dass ihm das so viel Spaß macht.

Am Abend trifft er sich mit Freunden. Sie gehen essen, und er bestellt sich einen Salat und einen Antipasti-Teller. Und auch wenn er weiterhin auf Kaffee, Alkohol, Süßigkeiten, fette Speisen, tierische Fette und tierisches Eiweiß verzichtet, lässt er den Abend gut gelaunt ausklingen.

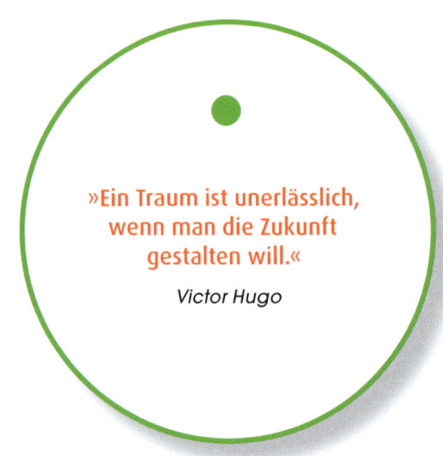

»Ein Traum ist unerlässlich, wenn man die Zukunft gestalten will.«

Victor Hugo

Der 2. Aufbautag
Sonntag: Ein neues Lebensgefühl

Morgens: **Exotischer Früchteteller mit Mandelmusdip** (S. 119)
Zwischenmahlzeit: **Reifes Obst, 3 bis 4 Nüsse**
Mittags: **Dinkelvollkornnudeln mit Paprika-Bohnen-Gemüse** (S. 124)
Abends: **Kartoffel-Brokkoli-Pfännchen mit Tomatenragout** (S. 121)

Heute findet die Fastenroutine zum letzten Mal statt. Vieles davon wird Thomas als gute Angewohnheit beibehalten. Auch hat er beschlossen, ein paar alte Gewohnheiten durch neue zu ersetzen. Zum Beispiel möchte er den Tag mit Bewegung beginnen, statt mit drei Tassen Kaffee. Er möchte sich auch lieber viele kleine Entspannungsinseln schaffen statt der Frustzigarette und der Schokolade gegen den Stress.
Nun darf er auch wieder Getreide essen: gutes Vollwertbrot, aber fein gemahlen, Dinkelvollkornnudeln, Naturreis. Denn die Ballaststoffe regen die Verdauung sehr gut an. Früchte für zwischendurch, Salate, Gemüse in allen Variationen.
Das Entscheidende war die Lebensfreude, die Thomas durch das Fasten zurückgewonnen hat. Motiviert freut er sich auf die kommenden Aufgaben. Thomas hat seinen inneren Schweinehund überwunden und sich einer neuen und unbekannten Situation gestellt. Persönliches Wachstum findet nur außerhalb der Komfortzone statt.

● *Am Ende des Buches finden Sie das Abfasten und die Aufbautage auf einen Blick.*

Basisch ist die Zukunft

Herzlichen Glückwunsch, Sie haben es geschafft: Die Fastenzeit ist abgeschlossen! Jetzt dürfen Sie wieder mit Maß und Verstand die Speisen essen, die Sie gerne essen möchten. Versuchen Sie dennoch, auch nach dem Fasten basisch zu bleiben, mit Basenbädern, Basentee, Basenkomplex, basischer Ernährung und einzelnen Basentagen.

Um den Fastenerfolg und die neu gewonnene Fitness zu erhalten, sind 70 Prozent basenbildende Lebensmittel am Tag notwendig. Etwa 30 Prozent der Lebensmittel dürfen säurebildend sein. So bleiben Sie im Säure-Basen-Gleichgewicht.

Wenn Sie Alkohol trinken möchten, seien Sie bitte vorsichtig: Nach dem Fasten steigt der Alkohol schnell in den Kopf. Warten Sie noch ein paar Tage und beginnen Sie dann mit einer Weinschorle.

Säure- und basenbildende Lebensmittel

Säurebildende Lebensmittel: Fleisch und Geflügel, Wurst, Fisch, Eier, Milch und Milchprodukte (Käse, Quark, Joghurt), Kaffee, schwarzer Tee, Alkohol, Fertigprodukte, raffinierte Fette (Margarine, hoch erhitzte Speiseöle), Zucker (Süßwaren, Backwaren, Limonaden), Weißmehlprodukte (Weißbrot, weißer Reis, helle Nudeln), Fast Food, Light-Produkte, künstliche Fertigwürzmittel

Neutrale Lebensmittel: Butter, Sahne, saure Sahne, Buttermilch, native Bioöle wie z. B. Lein-, Walnuss-, Kürbiskern-, Oliven-, Raps- oder Hanföl, Wasser ohne Kohlensäure, säurearmer Kaffee

Basische Lebensmittel: Kartoffel- und Kartoffelgerichte, Gemüse und Salate, frisch gepresste Gemüsesäfte, milchsaures Gemüse (z. B. Sauerkraut), frische Kräuter und Gewürze, Nüsse und Samen, reifes Obst, Trockenfrüchte, Hülsenfrüchte, vollwertige Getreide und deren Produkte, etwa gutes Brot (z. B. Dinkel- oder Roggensauerteigbrot), Vollkornnudeln, Naturreis, Basenkomplex von Ralf Moll

● **Tipp**

Prinzipiell kann ein einziges Lebensmittel den Körper nicht übersäuern. Die Summe aller Säure- bzw. basenbildenden Faktoren entscheidet über eine saure oder basische Reaktionslage des Körpers.

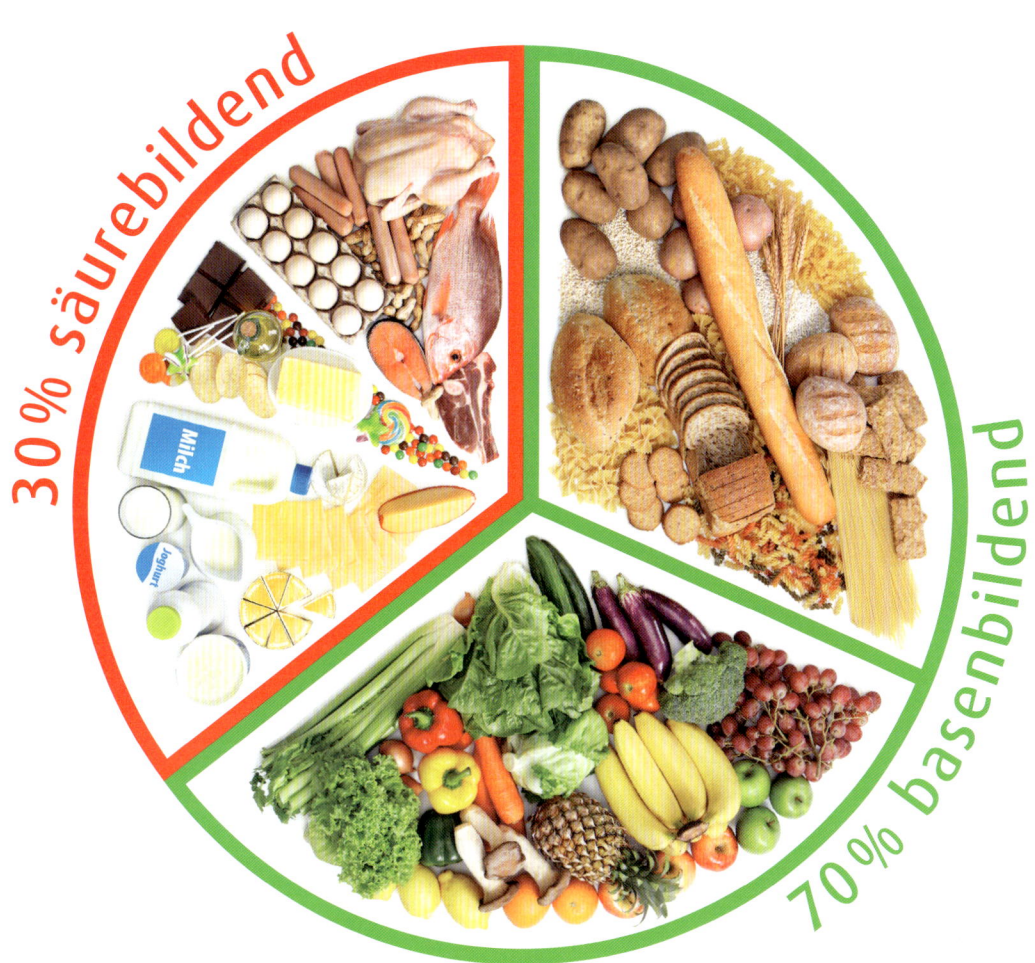

● *Nichts ist verboten, alles ist erlaubt – auf das richtige Verhältnis kommt es an!*
Säure-Basen-Poster für Ihre Küche unter www.fasten-shop.de

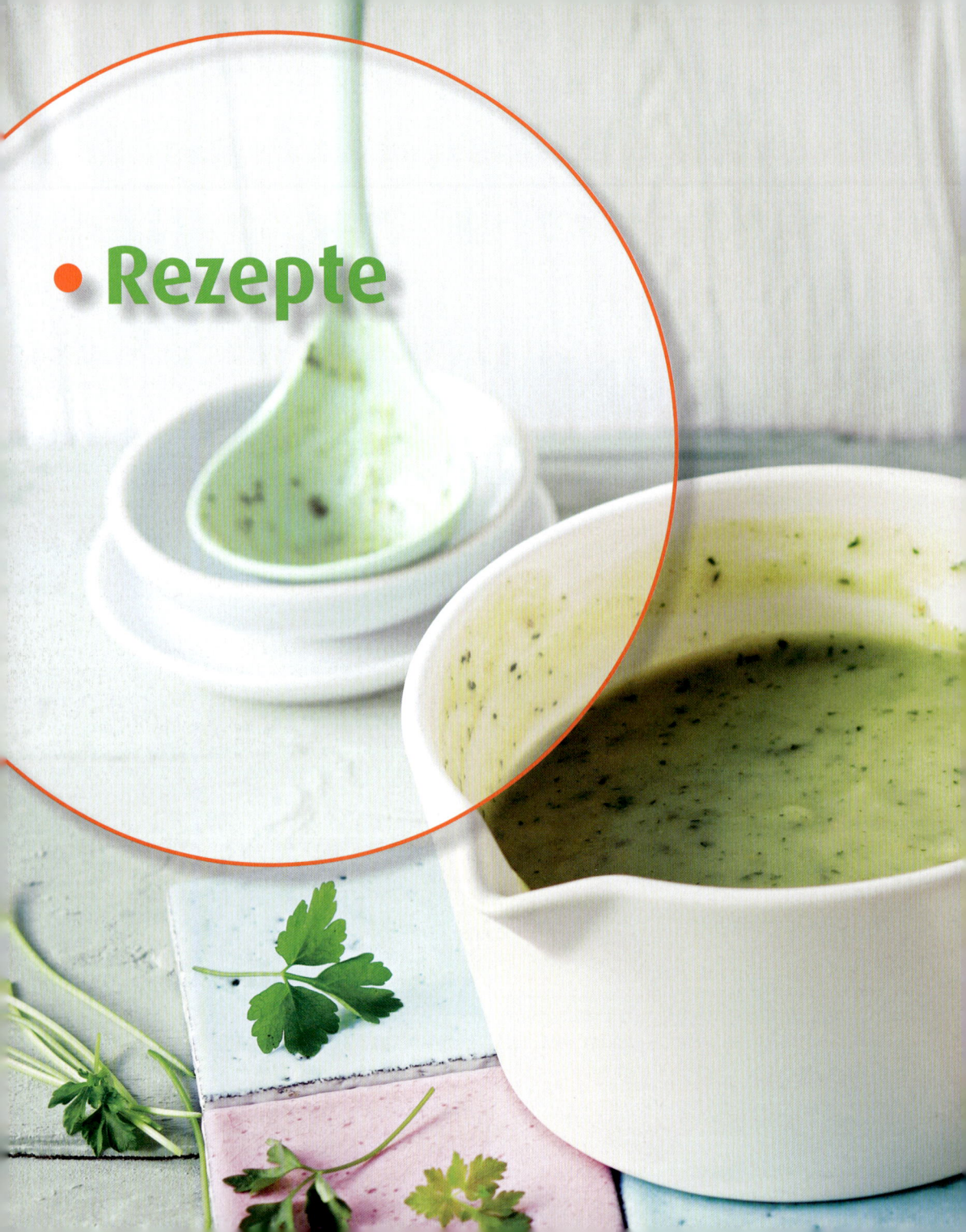

• Rezepte

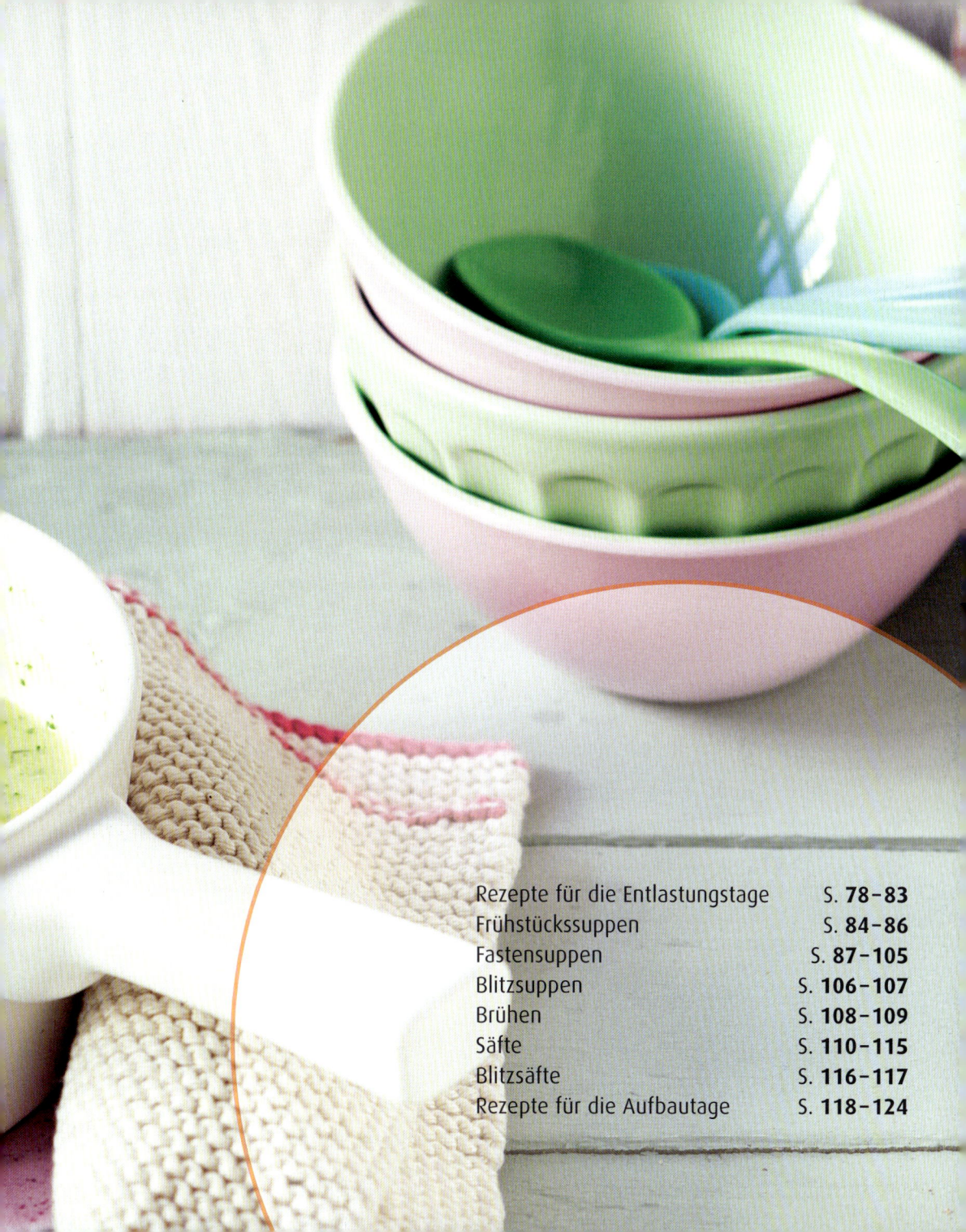

Küchengeräte

- ❍ Wasserkocher
- ❍ Pürierstab
- ❍ Messer, Gemüseschäler, Schneidebrett
- ❍ Topf mit Deckel
- ❍ Entsafter
- ❍ Messbecher

- ❍ Küchenwaage
- ❍ Haarsieb
- ❍ Mörser
- ❍ Zitronenpresse
- ❍ Beschichtete Pfanne mit Deckel

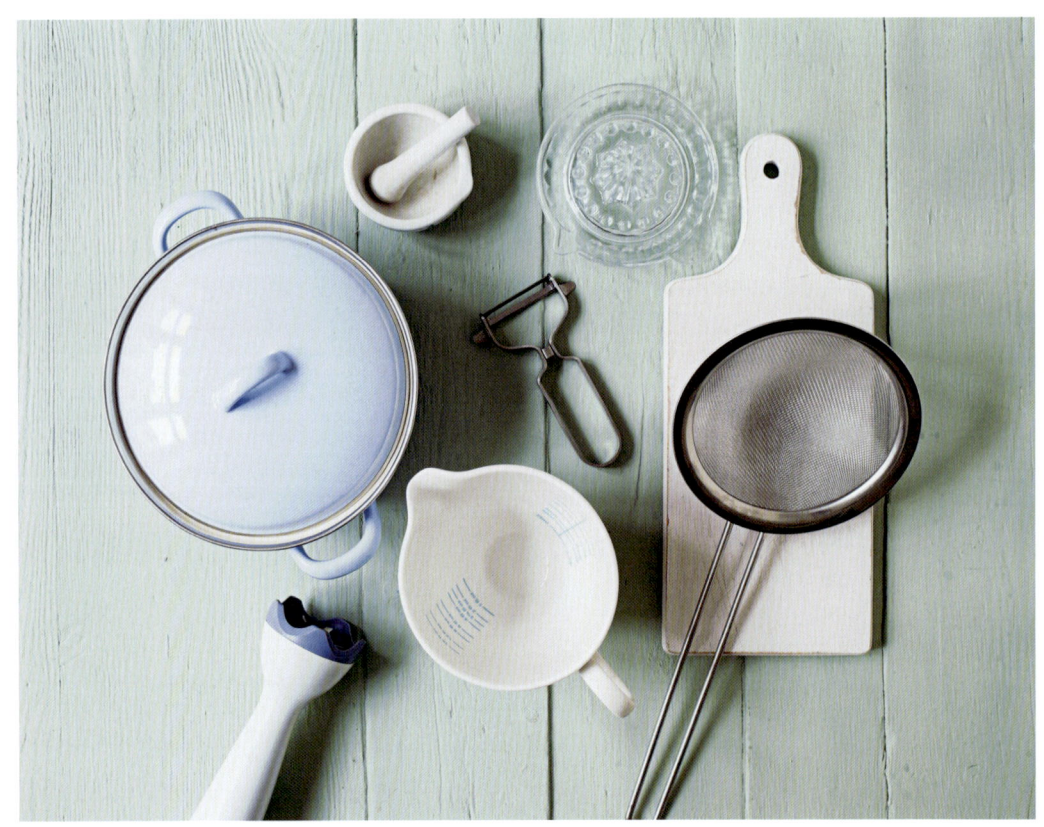

● *Mit den richtigen Utensilien macht das Kochen Spaß, viel brauchen Sie dazu nicht.*

Italienische Minestrone mit Dinkelvollkornnudeln

1 Die Zwiebel abziehen, würfeln und in einem Topf im Olivenöl anschwitzen. Die Knoblauchzehe pressen und zufügen. Das frische Gemüse putzen und mit den Erbsen in die Pfanne geben. Kurz mitdünsten, dann mit der Gemüsebrühe ablöschen und würzen.

2 5 Minuten kochen lassen, dann die Nudeln zufügen und weitere 5 Minuten köcheln lassen. Nun die weißen Bohnen zufügen und 2 Minuten mitkochen. Die Minestrone vor dem Servieren mit den Basilikumblättern garnieren.

Zubereitungszeit: 20 Minuten

Zutaten für 1 Portion:
1 kleine Zwiebel (50 g)
1 EL Olivenöl
1 Knoblauchzehe
70 g grüne Bohnen
70 g Erbsen (tiefgekühlt)
1 Tomate (150 g)
½ kleine Zucchini (100 g)
1 kleine Möhre (80 g)
1 Stück Lauch (70 g)
500 ml Gemüsebrühe
Pfeffer aus der Mühle, Rosenpaprikapulver, etwas Thymian und Oregano
40 g Dinkelvollkornnudeln
½ Glas weiße Bohnen (100 g Abtropfgewicht)
Frische Basilikumblätter

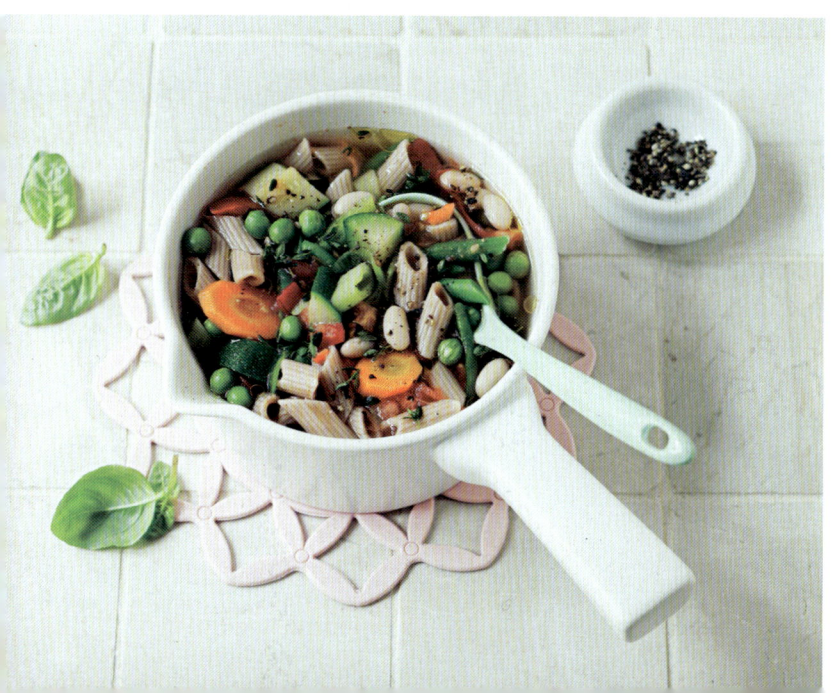

Petersilienkartoffeln mit Blumenkohl-Zucchini-Gemüse

Zutaten für 1 Portion:

3 mittelgroße Kartoffeln (300 g)

½ kleiner Blumenkohl (170 g)

1 mittelgroße Zucchini (300 g)

½ Zwiebel (50 g)

2 EL Petersilie

2 EL Olivenöl

Kräutersalz, Pfeffer aus der Mühle

3 EL Sojasahne

1 Die Kartoffeln mit Schale weich kochen, danach pellen und vierteln.

2 Während die Kartoffeln kochen, das Gemüse waschen und vorbereiten: Den Blumenkohl in Röschen zerteilen, die Zucchini längs halbieren und dann in Scheiben schneiden, die Zwiebel abziehen und würfeln.

3 Die Petersilie hacken und in 1 Esslöffel Olivenöl in einer beschichteten Pfanne kurz anschwitzen. Danach die Kartoffelviertel zugeben und etwa 5 Minuten bei milder Hitze anrösten. Mit Kräutersalz und etwas Pfeffer abschmecken.

4 Die Zwiebelwürfel in dem restlichen Öl in einer weiteren, ebenfalls beschichteten Pfanne anschwitzen. Nach 1 Minute die Blumenkohlröschen zufügen und beides 5 Minuten zugedeckt garen lassen. Ab und zu umrühren. Danach die Zucchinischeiben und die Sojasahne zugeben und für weitere 3 Minuten garen lassen. Mit den Gewürzen abschmecken und zu den Petersilienkartoffeln servieren.

Zubereitungszeit: 25 Minuten

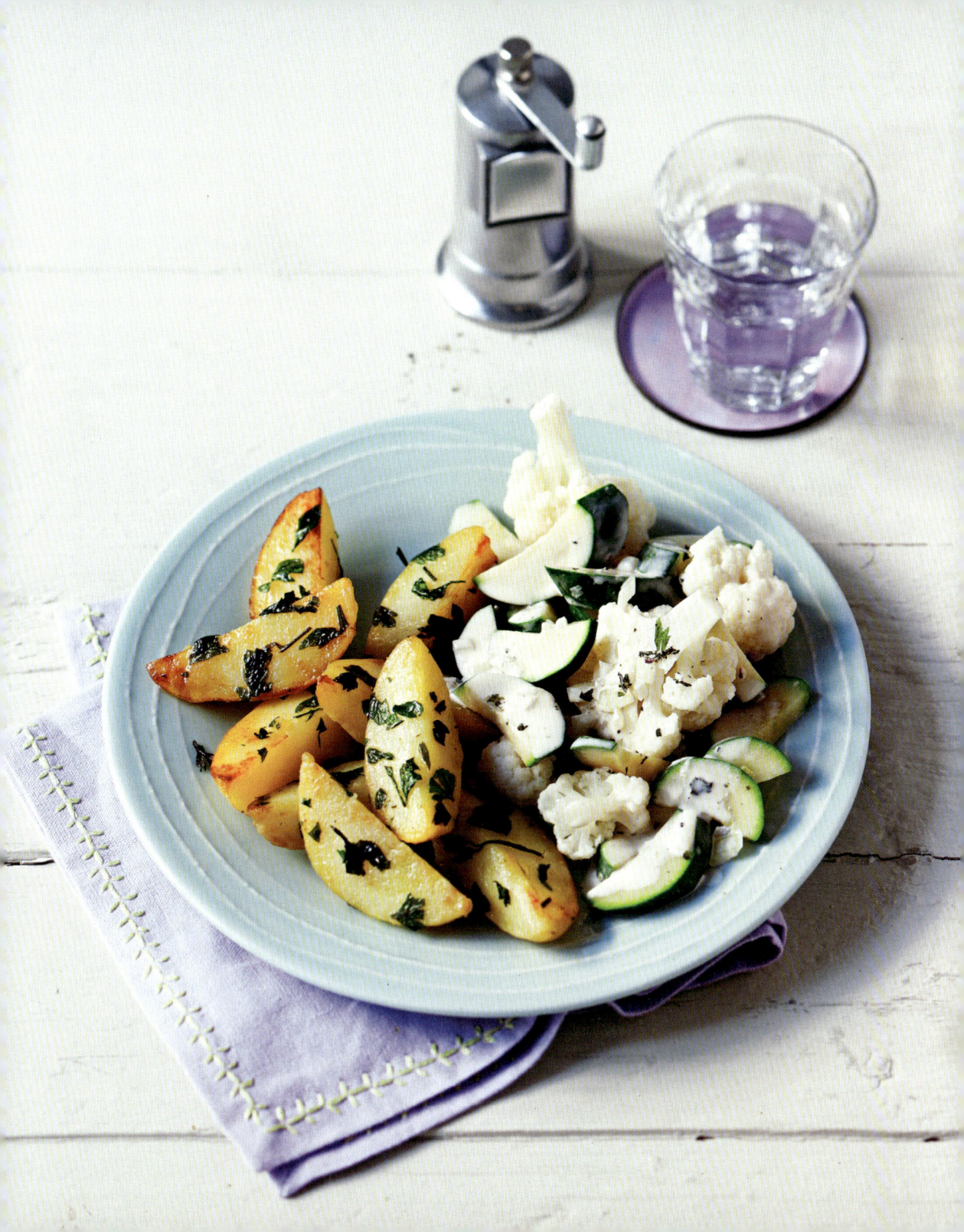

Mango-Hirse-Suppe

Zutaten für 1 Portion:
½ Mango
1 Banane
3 EL Hirseflocken
Zimt und Vanille nach Geschmack

Die Mango und die Banane jeweils schälen und klein schneiden. Die Hirseflocken 1 Minute ohne Fett leicht rösten, danach mit 400 Milliliter Wasser ablöschen. Die Obststücke und die Gewürze zufügen und alles für 5 Minuten köcheln lassen. Zum Schluss müssen Sie die Suppe nur noch pürieren … und genießen.

Zubereitungszeit: 8 Minuten

Bratapfelsuppe mit Sanddorn

Zutaten für 1 Portion:
1 kleiner Apfel
1 TL Haselnussöl
4 EL Haferflocken
1 kleine Banane
2 EL Bio-Sanddorn-fruchtsauce

Den Apfel klein schneiden und im Haselnussöl in einer kleinen Pfanne 1 Minute anschwitzen. Die Haferflocken zufügen, 1 Minute mitdünsten, dann mit 400 Milliliter Wasser ablöschen. Die Banane zufügen und nach 5 Minuten alles pürieren. Nach dem Anrichten die Sanddornfruchtsauce dazugeben.

Zubereitungszeit: 8 Minuten

Exotisches Früchtesüppchen

Die Trockenfrüchte über Nacht in 400 Milliliter Wasser einweichen. Am Morgen die Haferflocken zugeben und in der Flüssigkeit aufkochen. Nach 5 Minuten die Kokosmilch zufügen, 1 Minute mitgaren und die Suppe anschließend pürieren. Nach Belieben mit Vanille abschmecken.

Zubereitungszeit: Einweichzeit über Nacht; 7 Minuten Vorbereitung

Zutaten für 1 Portion:
20 g getrocknete Mango
20 g getrocknete Ananas
4 EL Haferflocken
3 EL Kokosmilch
Vanille (nach Belieben)

Hirsesuppe mit Orange

Die Hirseflocken mit der Reismilch aufkochen, Banane und Vanille zufügen. Die Suppe 3 Minuten köcheln lassen. Währenddessen die Orange auspressen und den Saft nach Ende der Kochzeit zur Suppe geben. Zum Schluss alles pürieren.

Zubereitungszeit: 5 Minuten

Zutaten für 1 Portion:
4 EL Hirseflocken
400 ml Reismilch
1 kleine Banane
1 Prise Bourbonvanille
1 Orange

Aprikosensuppe mit Karamellgeschmack

Zutaten für 1 Portion:
6 getrocknete Soft-Aprikosen (55 g)
4 EL Hirseflocken (40 g)
100 ml Kokosmilch
je ¼ TL Zimt und Vanille
½ TL Zitronensaft

Die Aprikosen am Vorabend in 400 Milliliter kaltem Wasser einweichen. Am nächsten Morgen alle Zutaten bis auf den Zitronensaft miteinander aufkochen, 5 Minuten köcheln lassen und danach pürieren. Zum Schluss mit etwas Zitronensaft verfeinern.

Zubereitungszeit: 7 Minuten
Vorbereitung: Einweichen über Nacht

Herzhafte Curry-Hafer-Frühstückssuppe

Zutaten für 1 Portion:
4 EL Haferflocken
400 ml Gemüsebrühe
½ TL Currypulver
1 EL frische Petersilie
1 EL Sojasahne

Die Haferflocken ohne Fett anrösten, mit der Gemüsebrühe ablöschen und das Currypulver zufügen. 5 Minuten kochen lassen, währenddessen die Petersilie hacken. Anschließend die Suppe pürieren, die Petersilie darübergeben und mit Sojasahne verfeinern.

Zubereitungszeit: 7 Minuten

Machen Sie mit unseren Fastensuppen eine kleine Welt-
reise – so genießen Sie trotz Arbeit ein kleines bisschen
Exotik! Die Geschmacksvielfalt bringt viel Abwechslung
auf den Teller. Viele Rezepte sind eigens als »Blitzrezepte«
gekennzeichnet und in 15 bis 20 Minuten vollständig zubereitet. So bleibt Ihnen mehr Zeit für den Genuss.

»Gegrilltes« Zucchini-süppchen mit mediterranem Flair

1 Den Backofen bei Umluft auf 250 °C vorheizen. Die Tomaten
halbieren, die Zucchini der Länge nach halbieren und beides
mit der Schnittfläche nach oben auf ein Backpapier legen. Mit
1 Teelöffel Olivenöl bepinseln, Kräutersalz, Pfeffer und Oregano
darüberstreuen. 25 Minuten im Ofen grillen, danach mit dem
Messer testen, ob die Zucchini schon ganz weich sind.

2 Einstweilen die Zwiebel abziehen und die Kartoffeln schälen
und klein würfeln. In einem Topf 1 Teelöffel Olivenöl erhitzen,
zuerst die Zwiebeln 1 Minute darin schwenken, dann die Kartoffeln zufügen und weitere 3 Minuten unter ständigem Rühren
anbraten. Die Gemüsebrühe angießen und die Suppe 10 Minuten
köcheln lassen. Nun die gegrillten Zucchini und Tomaten zufügen
und alles sofort pürieren.

Zubereitungszeit: 30 Minuten

Zutaten für 2 Teller:

4 Cherrytomaten

2 kleine Zucchini
(ca. 300 g)

2 TL Olivenöl

Kräutersalz, Pfeffer aus
der Mühle, getrockneter
Oregano

1 kleine Zwiebel (40 g)

3 kleine Kartoffeln
(250 g)

400 ml Gemüsebrühe

Französische Tomaten-suppe mit Pinienkernen

Zutaten für 2 Teller:

½ Zwiebel (35 g)

2 mittelgroße Kartoffeln (270 g)

1 TL Olivenöl

6 Tomaten (450 g) oder 1 Dose Tomaten

400 ml Gemüsebrühe

Pfeffer aus der Mühle, 1 Prise Paprikapulver

2 EL Pinienkerne

1 Die Zwiebel abziehen, eine Hälfte würfeln, die andere Hälfte für morgen aufbewahren. Die Kartoffeln schälen und würfeln. Die Zwiebeln im Olivenöl andünsten, nach 2 Minuten die Kartoffeln zufügen und weitere 2 Minuten mitdünsten.

2 Die Tomaten einritzen, mit kochendem Wasser übergießen und häuten (alternativ 1 Dose ganze Tomaten verwenden). Die Tomaten zu den Kartoffeln geben und das Gemüse ein paar Minuten gut umrühren. Die Gemüsebrühe und die Gewürze zufügen und zugedeckt 15 Minuten köcheln lassen.

3 Zwischenzeitlich die Pinienkerne in einer beschichteten Pfanne ohne Fett anrösten. Wenn sie genügend Farbe bekommen haben, abkühlen lassen und dann in einem Mörser zerstoßen.

4 Die Suppe pürieren und die Pinienkerne darübergeben.
Zubereitungszeit: 30 Minuten

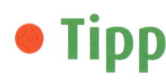

● Tipp

Die Pinienkerne binden die Säure der Tomaten. So wird dieses Süppchen optimal verträglich.

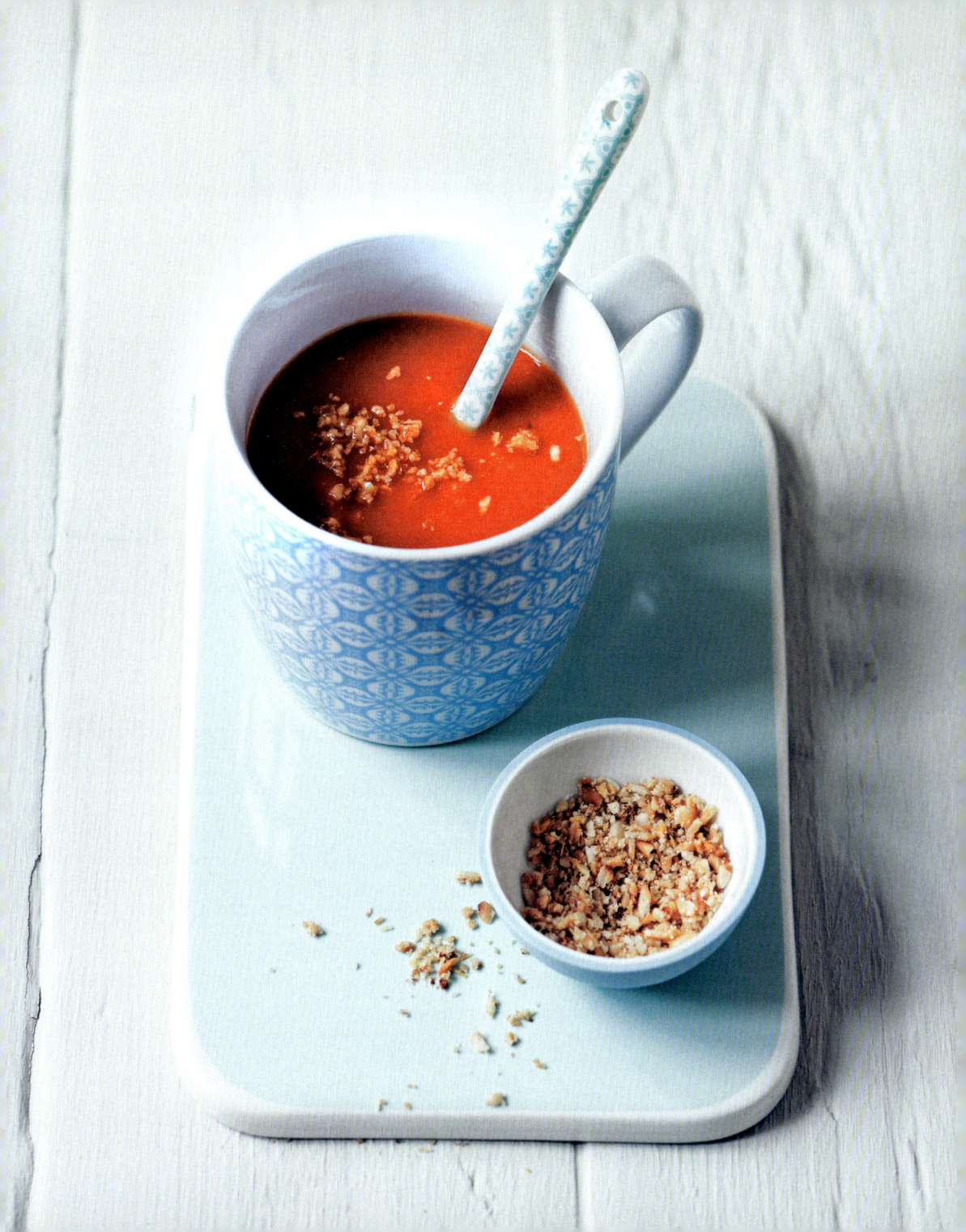

Indische Linsen-Kokos-Suppe

Zutaten für 2 Teller:

350 ml Gemüsebrühe

2 mittelgroße Kartoffeln
(ca. 250 g)

1 Glas (oder frisch
gekochte) grüne Linsen
(400 g)

1 Prise gemahlener
Kreuzkümmel

150 ml Kokosmilch
(aus der Dose)

1 Die Gemüsebrühe aufkochen. In der Zwischenzeit Kartoffeln schälen, klein würfeln, dann in die erhitzte Gemüsebrühe geben und 7 Minuten kochen lassen.

2 Die Linsen samt Flüssigkeit hinzufügen, die Suppe weitere 5 Minuten kochen.

3 Den Kreuzkümmel und die Kokosmilch zufügen, nochmals 3 Minuten köcheln lassen. Zum Schluss gut pürieren und fein abschmecken.

Zubereitungszeit: 20 Minuten

Thai-Currysuppe mit Süßkartoffel

Zutaten für 2 Teller:

1 große Süßkartoffel
(320 g)

1 TL Sesamöl

2 TL thailändische rote
Currypaste aus dem Glas
oder der Tube (Bioladen)

200 ml Kokosmilch

Die Süßkartoffel schälen, klein würfeln und kurz im Öl anbraten. 400 Milliliter Wasser angießen, die Currypaste und die Kokosmilch zufügen. 10 Minuten kochen lassen und anschließend pürieren.

Zubereitungszeit: 15 Minuten

Asiatische Kürbissuppe mit Zitronengras

1 Die Brühe zum Kochen bringen. In der Zwischenzeit den Kürbis und die Paprikaschote waschen, jeweils aushöhlen, in kleine Stücke schneiden und in die kochende Brühe geben.

2 Vom Zitronengras die obere Lage abschälen und an den Enden jeweils ein Stück entfernen. Das dicke Ende einschneiden, etwas weichklopfen, in die Suppe geben und mitkochen lassen. Nach 10 Minuten Kochzeit das Zitronengras wieder entfernen und die Suppe pürieren. Mit dem ayurvedischen Gewürzsalz abschmecken und genießen!

Zubereitungszeit: 15 Minuten

Zutaten für 2 Teller:
500 ml Gemüsebrühe
340 g Hokkaido-Kürbis
½ rote Paprikaschote (60 g)
1 Stiel Zitronengras
Ayurvedisches Gewürzsalz

Mexikanische Avocadosuppe

1 Die Kartoffeln schälen, würfeln, mit der klein geschnittenen Gurke in die Gemüsebrühe geben und 10 Minuten kochen lassen. Das Fruchtfleisch der Avocado und den Koriander zur Suppe geben, 3 Minuten mitkochen lassen.

2 Alles pürieren und zum Schluss mit dem Limettensaft und etwas Kräutersalz abschmecken.

Zubereitungszeit: 15 Minuten

Zutaten für 2 Teller:
2 kleine Kartoffeln (120 g)
1 kleine Gurke (280 g)
500 ml Gemüsebrühe
1 Avocado (180 g)
30 g frischer Koriander
2 EL Limettensaft
Kräutersalz

Marokkanische Petersiliensuppe

Zutaten für 2 Teller:

1 kleine Zwiebel (40 g)

250 g Petersilienwurzel

1 EL Sesamöl

500 ml Gemüsebrühe

1 Messerspitze gemahlener Kreuzkümmel

etwas frisch geriebene Muskatnuss

30 g Petersilie (frisch oder tiefgefroren)

2 EL Sojasahne

1 Die Zwiebel abziehen und die Petersilienwurzel schälen und klein würfeln. Beides im Öl für 1 Minute andünsten.

2 Die Gemüsebrühe angießen und die Gewürze zugeben. 10 Minuten kochen lassen.

3 Die Petersilie hacken, zufügen und 2 Minuten mitkochen. Zum Schluss alles pürieren und mit der Sojasahne verfeinern.

Zubereitungszeit: 15 Minuten

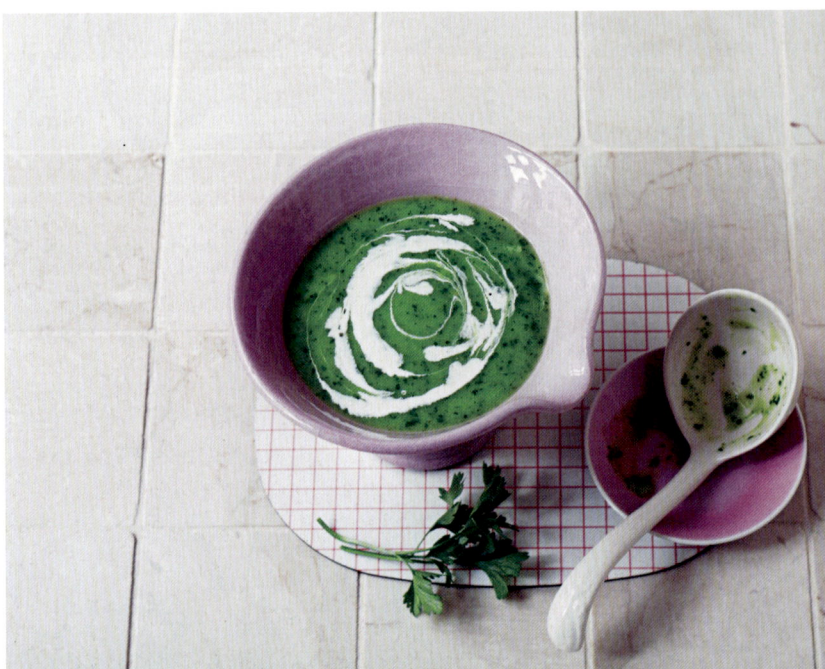

Kalifornische Paprika-suppe mit Cashewmus

1 Die Zwiebel abziehen, würfeln und im Öl anschwitzen. Die Paprikaschote klein würfeln und dazugeben. Die Kartoffeln schälen, würfeln und ebenfalls zufügen. Alles 3 Minuten leicht andünsten und dabei ab und zu umrühren. Mit der Gemüsebrühe ablöschen und 10 Minuten köcheln lassen.

2 Nun das Cashewmus zufügen, alles pürieren und noch 2 Minuten köcheln lassen. Zum Servieren die Kresse und ein paar Spritzer frischen Zitronensaft darübergeben.

Zubereitungszeit: 20 Minuten

Zutaten für 2 Teller:

1 kleine Zwiebel

1 TL Sesamöl

200 g gelbe Paprikaschote

2 kleinere Kartoffeln (150 g)

500 ml Gemüsebrühe

1 EL Cashewmus (aus dem Glas)

1 Schälchen frische Kresse

etwas Zitronensaft

Italienische Paprika-Rosso-Suppe

Zutaten für 2 Teller:

1 kleine Zwiebel

1 TL Olivenöl

80 g Süßkartoffel

250 g Tomaten

50 g rote Paprikaschote

400 ml Gemüsebrühe

Pfeffer, Rosen-
paprikapulver

2 TL Pesto Rosso

1 Die Zwiebel abziehen, würfeln und im Öl andünsten. Die Süßkartoffel schälen, würfeln und zugeben.

2 Die Tomaten und Paprikaschote waschen, klein schneiden und ebenfalls zufügen. Unter Rühren kurz anschwitzen, dann mit der Brühe ablöschen.

3 Mit etwas Pfeffer und Rosenpaprikapulver würzen, 15 Minuten kochen lassen, das Pesto Rosso zugeben und pürieren.

Zubereitungszeit: 20 Minuten

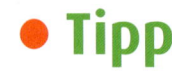

• Tipp

Pesto Rosso und Pesto Verde im Glas sind in Bioläden erhältlich. Beide eignen sich hervorragend als Geschmacksgeber in verschiedenen Gerichten. Achten Sie darauf, jeweils die Version ohne Käse zu kaufen.

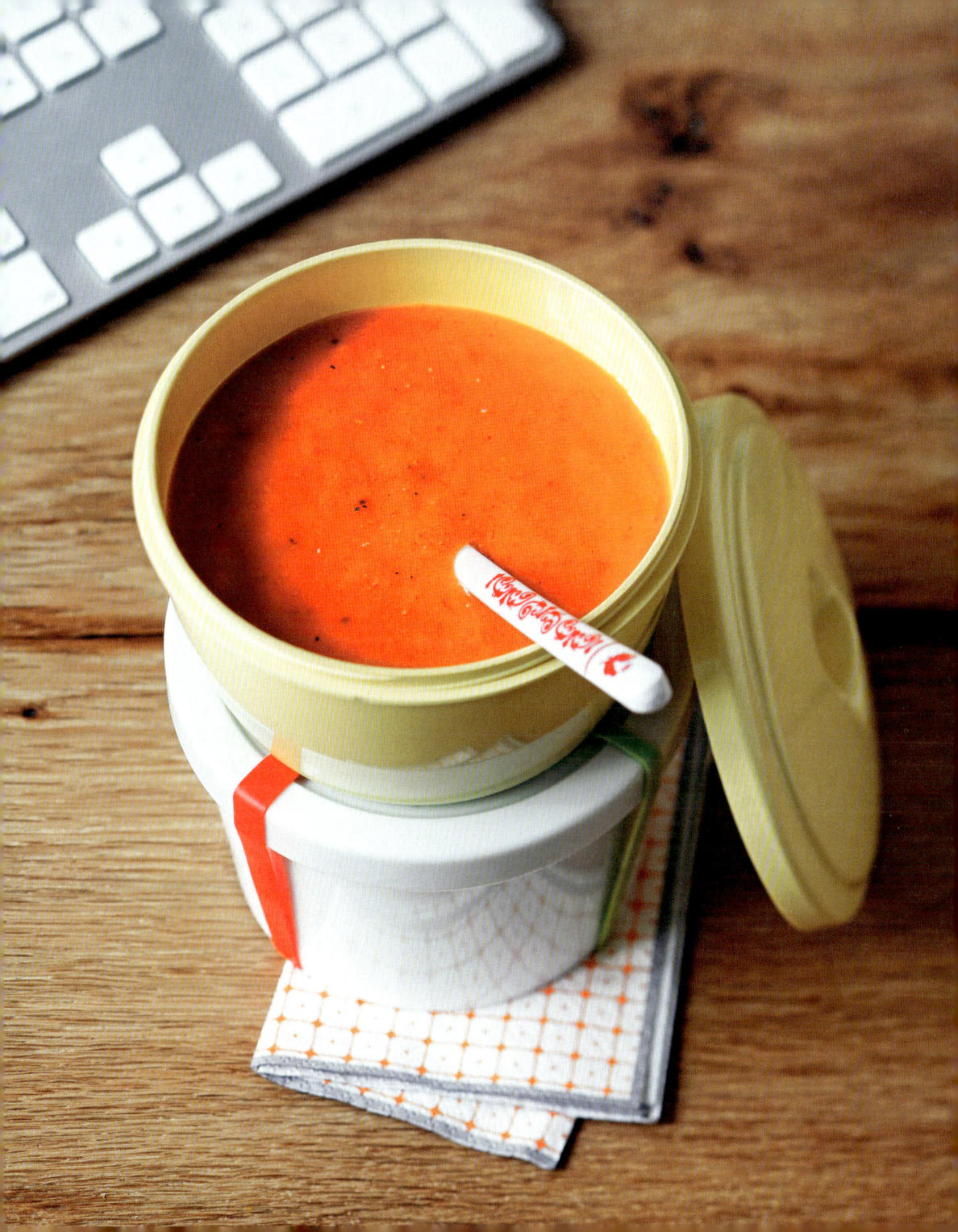

Chinesische Blumenkohl-Shiitake-Suppe

Zutaten für 2 Teller:

1 kleine Zwiebel (50 g)

1 TL Sesamöl

200 g Blumenkohl

500 ml Gemüsebrühe

¼ TL Kurkuma

1 Prise Muskatnuss

80 g Shiitakepilze aus dem Glas

1 EL frische oder tiefgekühlte Kräuter

1 Die Zwiebel abziehen, klein würfeln und im Sesamöl andünsten. Den Blumenkohl waschen, in kleine Röschen zerteilen und zufügen. Alles mit der Brühe ablöschen, Kurkuma und Muskat zufügen und 10 Minuten köcheln lassen.

2 Die Shiitakepilze gut abtropfen lassen und dazugeben. Weitere 5 Minuten garen lassen, in der Zwischenzeit die Kräuter hacken. Die Suppe nach Ende der Garzeit pürieren und vor dem Servieren mit den Kräutern bestreuen.

Zubereitungszeit: 20 Minuten

Sibirische Rote-Bete-Suppe mit Meerrettich

Zutaten für 2 Teller:

100 g Kartoffel

50 g Zwiebel

500 ml Gemüsebrühe

2 Knollen gekochte Rote Bete (180 g)

½ TL Meerrettich aus dem Glas (ohne Sahne)

2 EL Sojasahne

Kartoffel schälen, Zwiebel abziehen. Beides würfeln, in die Gemüsebrühe geben und kochen. Die Rote Bete (gibt es fertig gegart und vakuumverpackt) würfeln und dazugeben. Alles 10 Minuten köcheln lassen. Zum Schluss den Meerrettich und die Sojasahne zufügen und pürieren.

Zubereitungszeit: 15 Minuten

Chinesische Pak-Choi-Suppe mit Sojasprossen

1 Pak Choi klein schneiden, die Sojasauce erhitzen und den Pak Choi darin kurz andünsten. Die Süßkartoffel schälen, klein schneiden und dazugeben. Wenn die Sojasauce verdampft ist, Gemüsebrühe angießen und 5 Minuten köcheln lassen. In der Zwischenzeit den Koriander hacken und den Ingwer reiben.

2 Sojasprossen und Ingwer hinzufügen, weitere 5 Minuten garen. Die Suppe pürieren und mit Koriander garnieren.
Zubereitungszeit: 15 Minuten

Zutaten für 2 Teller:
250 g Pak Choi (chinesische Kohlart, Alternativen: Mangold oder Spinat)
1 EL Sojasauce
1 kleine Süßkartoffel (60 g)
400 ml Gemüsebrühe
1 EL frischer Koriander
1 TL Ingwer
150 g Sojasprossen

Indische Brokkolisuppe mit Chutney

1 Brühe in einem Topf zum Kochen bringen. Das Gemüse waschen, zerkleinern und in die kochende Brühe geben. Sofort die Gewürzmischung und das Chutney zufügen und 15 Minuten garen.

2 Pürieren, auf den Teller geben und mit Sojasahne garnieren – ein Highlight nicht nur fürs Auge!
Zubereitungszeit: 20 Minuten

Zutaten für 2 Teller:
500 ml Gemüsebrühe
50 g Lauch
¼ Fenchelknolle (50 g)
200 g Brokkoli
¼ TL Garam Masala (Gewürzmischung)
1 EL Chutney nach Wahl (z. B. Birne-Ingwer)
1 EL Sojasahne

Texanische Kürbissuppe mit Apfel

Zutaten für 2 Teller:
500 ml Gemüsebrühe
300 g Hokkaido-Kürbis
¼ TL Kümmel
150 g Apfel, säuerlich
2 EL Sojasahne

1 Die Gemüsebrühe aufkochen. Den Kürbis waschen, aushöhlen, in kleine Stücke schneiden und mit dem Kümmel in die Gemüsebrühe geben. 10 Minuten köcheln lassen.

2 Den Apfel schälen, entkernen, in kleine Stücke schneiden und zur Suppe geben. 5 Minuten weiterkochen lassen. Nun pürieren und mit Sojasahne verfeinern.
Zubereitungszeit: 20 Minuten

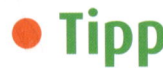

● Tipp

Der Hokkaido-Kürbis eignet sich sehr gut für schnelle Rezepte, da man ihn nicht schälen muss.

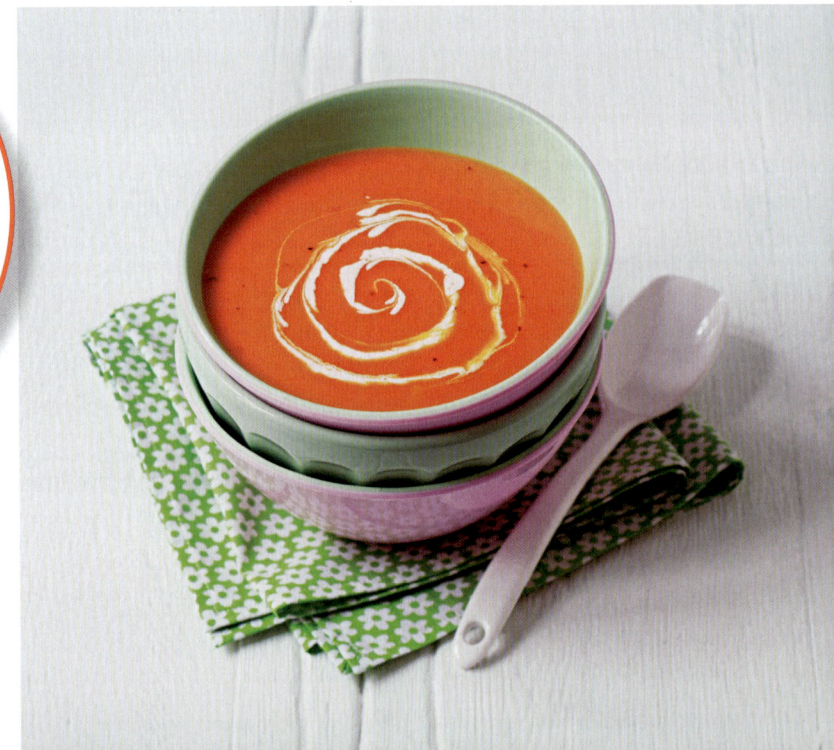

Belgische Spargelsuppe mit Maracuja und Basilikum

1 Die Kartoffeln schälen, würfeln und kurz im Öl andünsten. Mit der Gemüsebrühe ablöschen und 8 Minuten köcheln lassen.

2 Den Spargel abtropfen lassen, in Stücke schneiden, zufügen und weitere 5 Minuten garen. Die Maracuja durch ein Sieb streichen, sodass die Körnchen zurückbleiben. Den so gewonnenen Maracujasaft mit dem Basilikum zur Brühe geben, alles pürieren und die Suppe gleich servieren.

Zubereitungszeit: 20 Minuten

Zutaten für 2 Teller:
200 g Kartoffeln
1 EL Olivenöl
500 ml Gemüsebrühe
200 g Spargel (aus dem Glas)
1 Maracuja
2 EL Basilikum (frisch oder tiefgekühlt)

Indonesische Spinat- suppe mit Ingwer

Die Süßkartoffel schälen, würfeln und in der Gemüsebrühe zum Kochen bringen. Ingwer klein schneiden und mit dem Spinat zur Brühe geben. Zugedeckt 10 Minuten kochen lassen, pürieren und abschließend mit Sojasahne und ein paar Korianderblättchen garnieren.

Zubereitungszeit: 20 Minuten

Zutaten für 2 Teller:
130 g Süßkartoffel
500 ml Gemüsebrühe
20 g frischer Ingwer
200 g Spinat (frisch oder tiefgekühlt)
2 EL Sojasahne
1 EL frischer Koriander (alternativ: Petersilie)

Kürbis-Sellerie-Suppe mit Kokosmilch

Zutaten für 2 Teller:

½ **kleiner Hokkaido-Kürbis**

½ **kleine Sellerieknolle**

1 **große Möhre**

1 **große Kartoffel**

1 **EL Olivenöl**

1 **Messerspitze Currypulver**

400 **ml Gemüsebrühe**

200 **ml Kokosmilch**

Muskatnuss nach Belieben

Kräutersalz

1 Kürbis, Sellerie, Möhre und Kartoffel schälen und in kleine Würfel schneiden.

2 Öl erhitzen und die Gemüsewürfel mit dem Currypulver kurz anschmoren, dann mit der Brühe ablöschen. Das Ganze aufkochen lassen und zugedeckt bei mittlerer Hitze etwa 15 Minuten dünsten.

3 Kokosmilch zugeben, die Suppe pürieren und mit reichlich frisch geriebener Muskatnuss und Kräutersalz abschmecken.

Zubereitungszeit: 25 Minuten

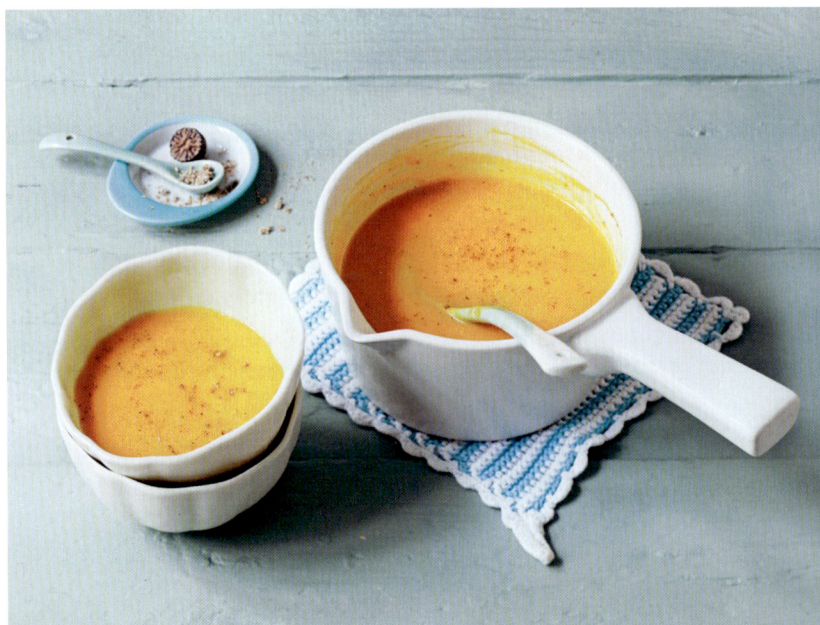

Argentinische Bohnen-Mais-Suppe

1 Zwiebel abziehen, Kartoffel schälen. Beides würfeln. Das Öl erhitzen und zuerst die Zwiebelwürfel darin anschwitzen, dann die Kartoffelwürfel zugeben und mitdünsten.

2 Den Mais mit der Gemüsebrühe pürieren. Diese Masse durch ein Haarsieb streichen und die festen Bestandteile entfernen. Den Rest zu den Kartoffeln geben. Die Bohnen und die Gewürze hinzufügen. Die Knoblauchzehe in die Suppe pressen. Alles ca. 10 Minuten kochen lassen und nochmals pürieren.

Zubereitungszeit: 15 Minuten

Zutaten für 2 Teller:
1 kleine Zwiebel (50 g)
1 kleine Kartoffel (60 g)
1 EL Olivenöl
140 g Mais
(aus dem Glas)
500 ml Gemüsebrühe
140 g weiße Bohnen
(aus dem Glas)
1 Prise Chilipulver
gemahlener Rosmarin
1 Knoblauchzehe

Rheinische Erbsen-Senf-Suppe mit Dill

1 Die Kartoffel schälen und würfeln. Mit den Erbsen und der Gemüsebrühe zum Kochen bringen. Das Stückchen Lauch waschen, in Ringe schneiden und zur Suppe geben. 13 Minuten kochen lassen.

2 Den Senf zugeben und alles pürieren. Zum Schluss den Dill unterrühren, die Suppe kurz ziehen lassen und dann servieren.

Zubereitungszeit: 20 Minuten

Zutaten für 2 Teller:
1 kleine Kartoffel
(ca. 60 g)
170 g Erbsen,
tiefgekühlt
500 ml Gemüsebrühe
50 g Lauch
1 EL Senf
2 EL Dill
(frisch oder tiefgekühlt)

Tomaten-Knoblauch-Suppe

Zutaten für 2 Teller:

6 mittelgroße Tomaten

4 Knoblauchzehen

2 kleine Zwiebeln

1 EL Olivenöl

500 ml Gemüsebrühe

1 Lorbeerblatt

Kräutersalz, Pfeffer aus der Mühle

1 Prise Cayennepfeffer

1 Messerspitze gemahlener Oregano

1 Tomaten vom Strunk befreien, an der Unterseite einritzen, kurz in kochendes Wasser tauchen, dann häuten und in kleine Würfel schneiden.

2 Knoblauchzehen und Zwiebeln jeweils abziehen, sehr fein würfeln und im heißen Öl andünsten. Tomatenwürfel zugeben und kurz mit anschmoren.

3 Mit der Brühe ablöschen, das Lorbeerblatt zugeben, kurz aufkochen lassen und zugedeckt bei mittlerer Hitze etwa 5 Minuten köcheln.

4 Anschließend das Lorbeerblatt entfernen, die Suppe pürieren und mit Kräutersalz, Pfeffer, Cayennepfeffer und Oregano abschmecken.

Zubereitungszeit: 15 Minuten

● **Tipp**

Lagern Sie Knoblauch immer kühl, dunkel und trocken. Sollte sich der Keim in der Mitte einer Zehe nach längerer Aufbewahrung dennoch grün färben, ist der Knoblauch nicht ungenießbar – die grüne Stelle sollte aber entfernt werden, da sie dem Essen einen bitteren Beigeschmack verleiht.

Blumenkohl-Kräuter-Suppe

1 Blumenkohl in Röschen brechen und waschen. Kräuter waschen und klein schneiden.

2 Zwiebel abziehen, fein würfeln und zusammen mit dem Kümmel und der Muskatnuss im heißen Öl anschmoren. Blumenkohlröschen, Kräuter sowie Brühe zugeben, aufkochen lassen und zugedeckt bei mittlerer Hitze etwa 8 Minuten dünsten. Anschließend pürieren.

3 Reismehl mit Sojasahne vermischen, unter die Suppe rühren und erneut aufkochen lassen. Mit Kräutersalz abschmecken.

Zubereitungszeit: 20 Minuten

Zutaten für 2 Teller:

½ **mittelgroßer Blumenkohl**

je ½ **Bund Petersilie und Schnittlauch**

1 Zwiebel

je 1 **Messerspitze gemahlener Kümmel und geriebene Muskatnuss**

1 EL Olivenöl

500 ml Gemüsebrühe

2 gestrichene EL Reismehl

100 ml Sojasahne

Kräutersalz

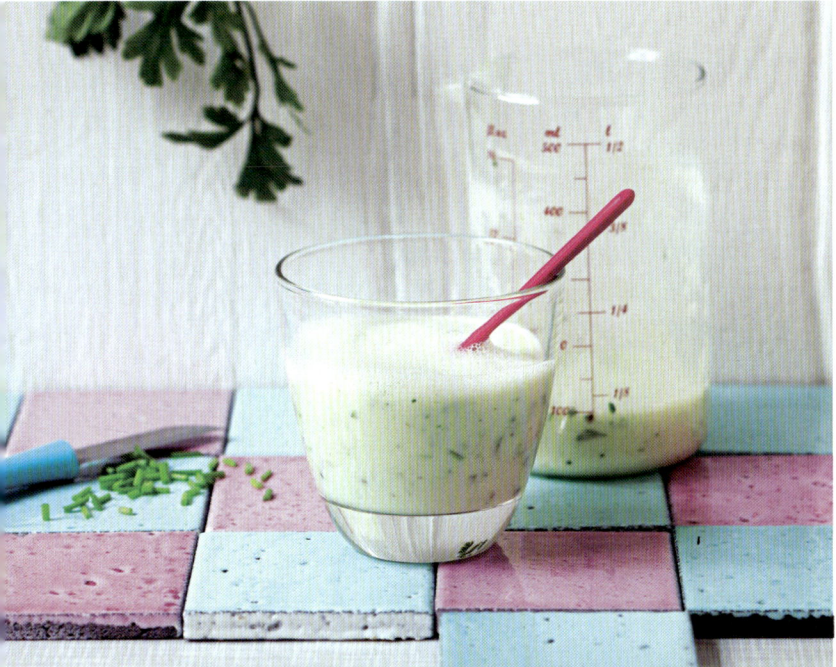

Basissuppe mit 6 Varianten

Zutaten für 2 Teller:
4 mittelgroße Kartoffeln
1 große Zucchini
½ TL Kräutersalz
500 ml Gemüsebrühe

Kartoffeln schälen, waschen und würfeln. Zucchini putzen, waschen und klein schneiden. Zusammen mit dem Salz in die kochende Gemüsebrühe geben und zugedeckt bei mittlerer Hitze etwa 15 Minuten dünsten.
Zubereitungszeit: 20 Minuten

Variante 1:
1 Esslöffel diverse gewaschene und zerkleinerte Kräuter (Petersilie, Schnittlauch, Kresse, Dill usw.) zugeben, alles pürieren und servieren.

Variante 2:
4 Esslöffel tiefgekühlte Erbsen kurz heiß abbrausen und in den letzten 5 Minuten der Garzeit mitdünsten. Das Ganze im Mixer pürieren und servieren.

Variante 3:
Die Basissuppe, Variante 1 oder 2 mit 1 Esslöffel Sojasahne verfeinern.

Variante 4:
1 kleine Zwiebel und 1 Knoblauchzehe abziehen und in 1 Esslöffel Olivenöl andünsten. Dann die Kartoffel- und Zucchiniwürfel zugeben und kurz mit anschmoren. Zusammen mit dem Salz in die kochende Gemüsebrühe geben und zugedeckt bei mittlerer Hitze etwa 15 Minuten dünsten und anschließend pürieren.

Variante 5:
Gleichzeitig mit der Brühe 2 Esslöffel rote Linsen zugeben, diese mitkochen und die Suppe anschließend pürieren.

Variante 6:
Die Basissuppe pürieren und je nach Geschmack mit 3 bis 5 Tropfen Trüffelöl verfeinern.

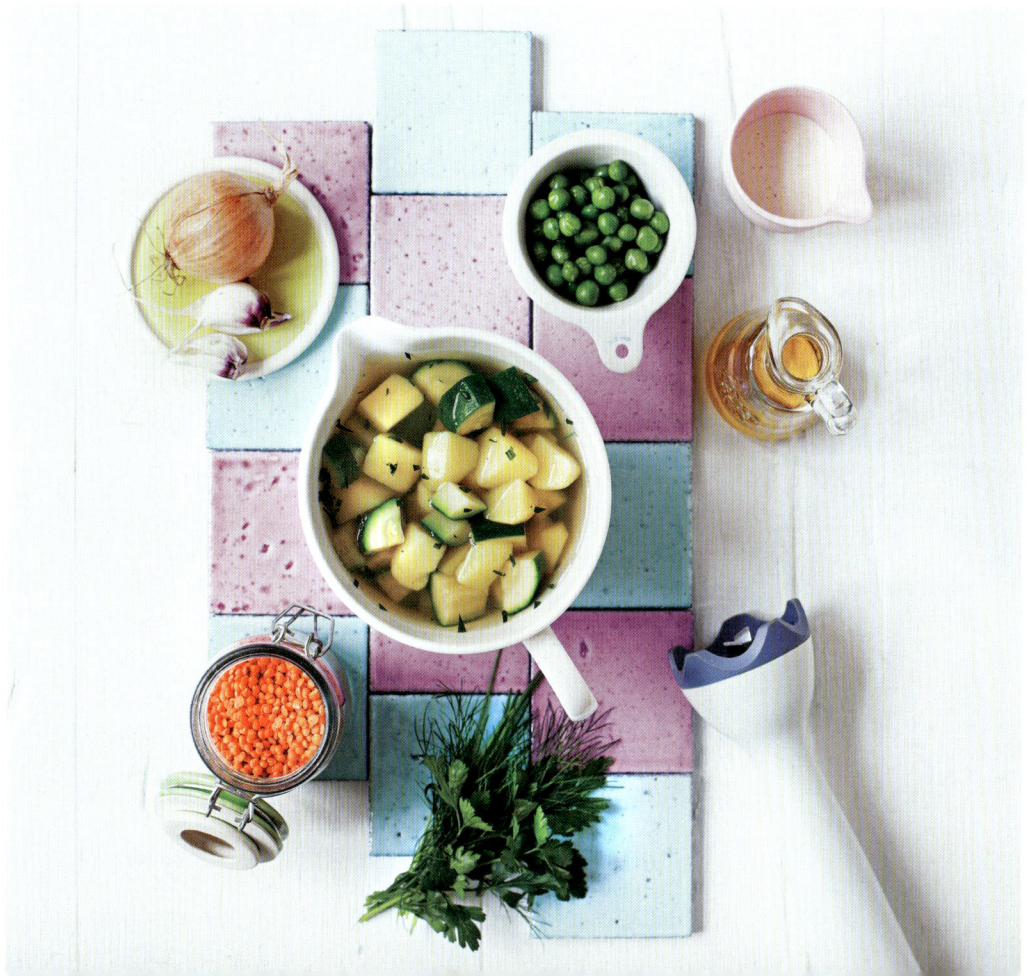

Blitzsuppen

Folgende Suppen können Sie in kurzer Zeit herstellen, indem Sie die genannten Zutaten einmal miteinander aufkochen lassen. Sie benötigen lediglich eine Kochplatte in der Teeküche Ihres Büros oder notfalls eine Mikrowelle.

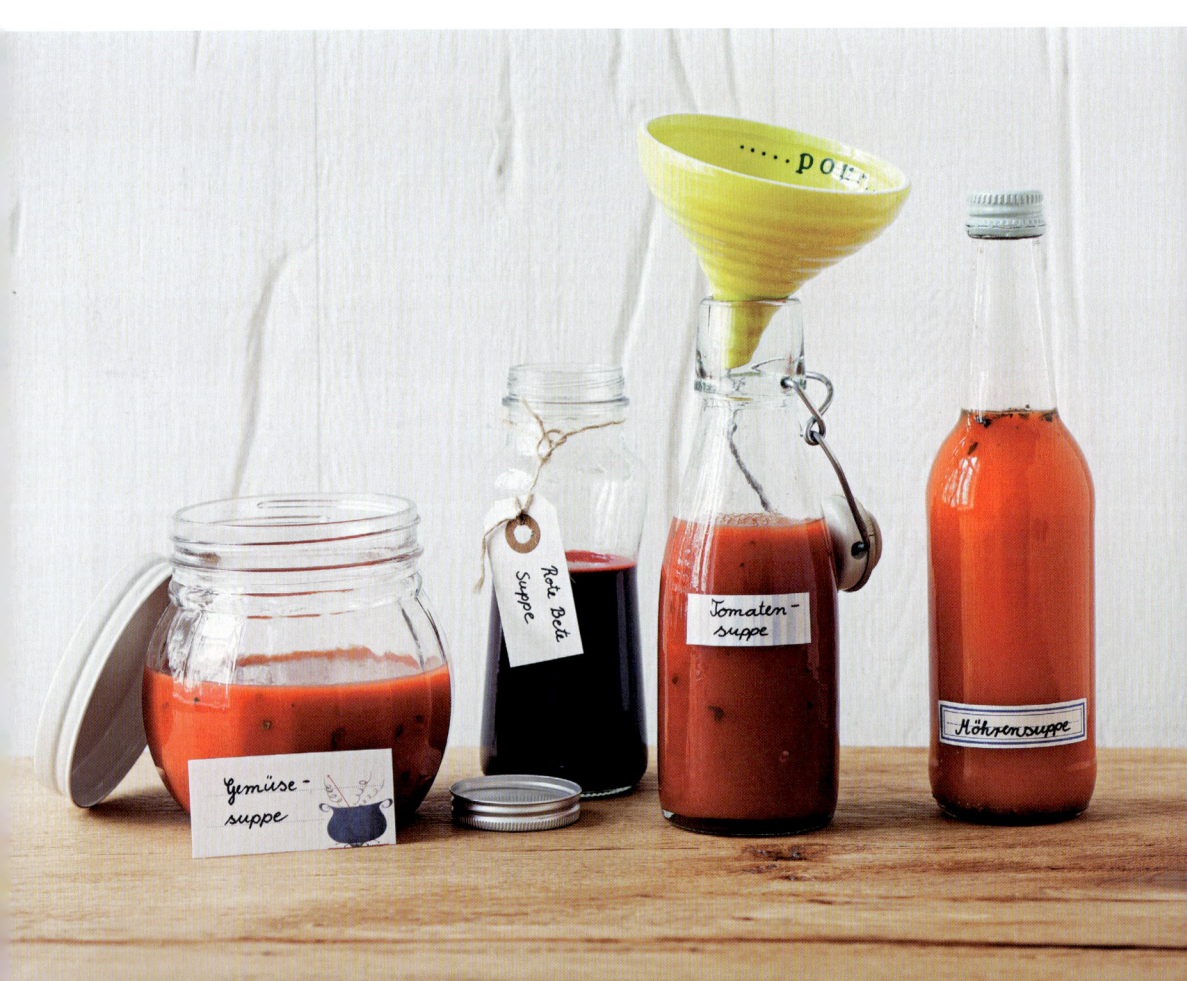

Möhrensuppe

250 ml Möhrensaft
½ TL Gemüsebrühpulver
1 Kräuterwürfel Thymian/Basilikum

Tomatensuppe

250 ml Tomatensaft
½ TL Kräutersalz
1 Kräuterwürfel »Italienische Art«

• Tipp

Alle Blitzsuppen können nach
Belieben mit Sojasahne oder
Kokosmilch verfeinert werden. Sie sind
in ganz kurzer Zeit zubereitet. Die Zutaten
können Sie stets im Büro auf Vorrat
aufbewahren, ohne dass diese gekühlt
sein müssten. Sie benötigen lediglich
eine Teeküche mit Kochplatte oder
eine Mikrowelle.

Gemüsesuppe

250 ml Gemüsesaft
½ TL Gemüsebrühpulver
1 Kräuterwürfel »Kräuter der Provence«

Rote-Bete-Suppe

250 ml Rote-Bete-Saft
Kräutersalz
etwas Meerrettich aus dem Glas

Tomatenbrühe

Zutaten für 2 Teller:

4 Tomaten

1 Zwiebel

2 EL Olivenöl

½ TL Rohrohrzucker

400 ml Gemüsebrühe

½ TL Kräutersalz

1 Tomaten von den Stielansätzen befreien, auf der Unterseite einritzen, kurz in kochendes Wasser tauchen, dann häuten und klein schneiden.

2 Zwiebel abziehen und fein würfeln. Öl erhitzen und die Zwiebelwürfel darin glasig werden lassen.

3 Tomatenstücke und Zucker zugeben und kurz mit anschmoren. Mit Brühe ablöschen und zugedeckt bei mittlerer Hitze etwa 10 Minuten dünsten lassen. Mit Kräutersalz abschmecken.

4 Ganz nach Geschmack können Sie die Tomaten- und Zwiebelstücke auch abseihen und nur die Brühe trinken.

Zubereitungszeit: 15 Minuten

● **Tipp**

Gerichte, die Säure (hier durch die Tomaten) enthalten, benötigen für den optimal ausgewogenen Geschmack eine Prise Zucker. Alternativ und je nach Vorliebe können Sie auch Honig, Agavendicksaft oder Ahornsirup verwenden.

Paprikabrühe

1 Paprikaschoten putzen, von Kernen und Trennwänden befreien und das Fruchtfleisch in kleine Würfelchen schneiden.

2 Zwiebel und Knoblauchzehe jeweils abziehen, fein würfeln und im erhitzten Öl glasig dünsten.

3 Paprikastückchen, Cayennepfeffer, Paprikapulver sowie Oregano zugeben und kurz mit anschmoren. Mit der Brühe ablöschen und das Ganze zugedeckt etwa 10 Minuten bei mittlerer Hitze dünsten. Mit Kräutersalz abschmecken.

4 Ganz nach Geschmack können Sie die Paprika- und Zwiebelstücke auch abseihen und nur die Brühe trinken.

Zubereitungszeit: 20 Minuten

Zutaten für 2 Teller:
2 kleine rote Paprikaschoten
1 kleine Zwiebel
1 kleine Knoblauchzehe
2 EL Olivenöl
je 1 Prise Cayennepfeffer und Paprikapulver
¼ TL gerebelter Oregano
500 ml Gemüsebrühe
½ TL Kräutersalz

• Tipp

Frische Paprika lässt sich wunderbar einfrieren: einfach vorher waschen, putzen, klein schneiden und portionieren. Tiefgefrorene Paprika müssen vor dem Kochen übrigens nicht auftauen, sondern können direkt verwendet werden.

Die Grammangaben in den einzelnen Saftrezepten beziehen sich auf das verwertbare Fruchtfleisch. Die Zutaten gelten jeweils für 1 Glas Saft.

Muntermacher am Morgen

1 Zitrone
1 EL Ahornsirup
1 Prise Cayennepfeffer

Pressen Sie die Zitrone gut aus und vermischen Sie den Zitronensaft mit 250 Milliliter heißem Wasser sowie den beiden anderen Zutaten.

Blutorangen-Möhren-Saft

2 Blutorangen (250 g)
400 g Möhren (oder 200 ml Möhrensaft)

Orangen und Möhren schälen und entsaften. Alternativ können Sie einen guten Biomöhrensaft kaufen und mit dem Saft der ausgepressten Blutorangen vermischen.

Fruchtiger Selleriesaft

300 g Ananas
100 g Stangensellerie
200 g Birne

Alle Zutaten nacheinander in den Entsafter geben, mischen und fertig!

Hawaiianischer Hula-Fruchtpunsch

Banane und Ananas entsaften und mit dem Kokoswasser mischen. Mit 1 Prise Vanille würzen, fertig!

1 mittelgroße Banane (150 g)
300 g Ananas
150 ml Kokoswasser (aus dem Tetrapack, Bioladen)
1 Prise Vanille

Sunshine Reggae

Das Obst entsaften, den Saft mit dem Kokoswasser vermischen und mit Zimt abschmecken

1 mittelgroße Banane (150 g)
1 Grapefruit (250 g)
130 g Heidelbeeren
150 ml Kokoswasser
1 Prise Zimt

Rote-Bete-Grapefruit-Saft

Zuerst die Rote Bete, danach die Grapefruit durch den Entsafter geben. Alternativ können Sie 200 Milliliter Rote-Bete-Saft in Bioqualität verwenden.

3 Knollen Rote Bete (300 g, roh oder gekocht)
1 Grapefruit (250 g)

Alles grün, alles gut!

2 Kiwis (200 g)
300 g Birne
100 g Lauch

Kiwis schälen, mit der Birne und dem Lauch entsaften, fertig!

Mangosaft mit Beeren

½ große Mango (200 g)
200 g Erdbeeren
(außerhalb der Saison
auch tiefgekühlt)
30 g Rote
Johannisbeeren

Die Mango schälen und die Hälfte des Fruchtfleischs in großzügige Stücke schneiden. Die Beeren abbrausen, die Erdbeeren vom Strunk befreien, die Johannisbeeren von den Rispen streifen. Alle Zutaten zusammen pürieren.

Bunte Mischung

80 g Knollensellerie
120 g Möhre
150 g Honigmelone

Den Sellerie schälen, die Möhre gut abbürsten und das Fruchtfleisch aus der Honigmelone lösen. Alle Zutaten entsaften.

Traube trifft Petersilie

150 g Petersilienwurzel
400 g helle Trauben
1 EL frische Petersilie

Petersilienwurzel mit den Trauben entsaften, die fein gehackte Petersilie dazugeben, voilà!

Radieschen-Kürbis-Saft

Alle Zutaten entsaften. Sie können statt der Ananas auch Bioananassaft verwenden.

1 Bund Radieschen (170 g)
300 g Kürbis
150 g Ananas

Orientalischer Dattel-Granatapfel-Drink

1 Die Datteln mit kaltem Wasser bedecken und über Nacht einweichen.

2 Am nächsten Tag die Kerne aus dem Granatapfel herauslösen und mit den Orangen entsaften. Ein guter Entsafter schafft auch die Datteln, diese dann zuerst in den Entsafter geben. Alternativ können Sie die Datteln auch pürieren und danach zum Saft geben.

Zubereitungszeit: Einweichzeit über Nacht

4 Datteln (40 g)
½ Granatapfel (100 g Granatapfelkerne)
2 Orangen (250 g)

Tropentraum

2 Passionsfrüchte (70 g)
½ Papaya (100 g)
½ Mango (180 g)

Jeweils das Fruchtfleisch der Früchte entsaften, mit den Passionsfrüchten beginnen. Wenn Sie keinen Entsafter haben, können Sie die Früchte auch pürieren.

Aprikosen-Feigen-Möhren-Saft

2 Trockenaprikosen
(soft)
2 Trockenfeigen (soft)
400 g Möhren (oder
200 ml Möhrensaft)
1 Prise Zimt
Saft von 1 Zitrone

1 Die Trockenfrüchte über Nacht in 100 Milliliter kaltem Wasser einweichen.

2 Am Morgen das Wasser abgießen und die Trockenfrüchte mit den Möhren durch den Entsafter geben. Mit Zimt abschmecken und mit dem Zitronensaft verfeinern.

3 Wenn Sie ohne Entsafter arbeiten, dann können Sie die Trockenfrüchte auch mit gekauftem Biomöhrensaft pürieren und den Saft danach wie oben abschmecken.

Zubereitungszeit: Einweichzeit über Nacht

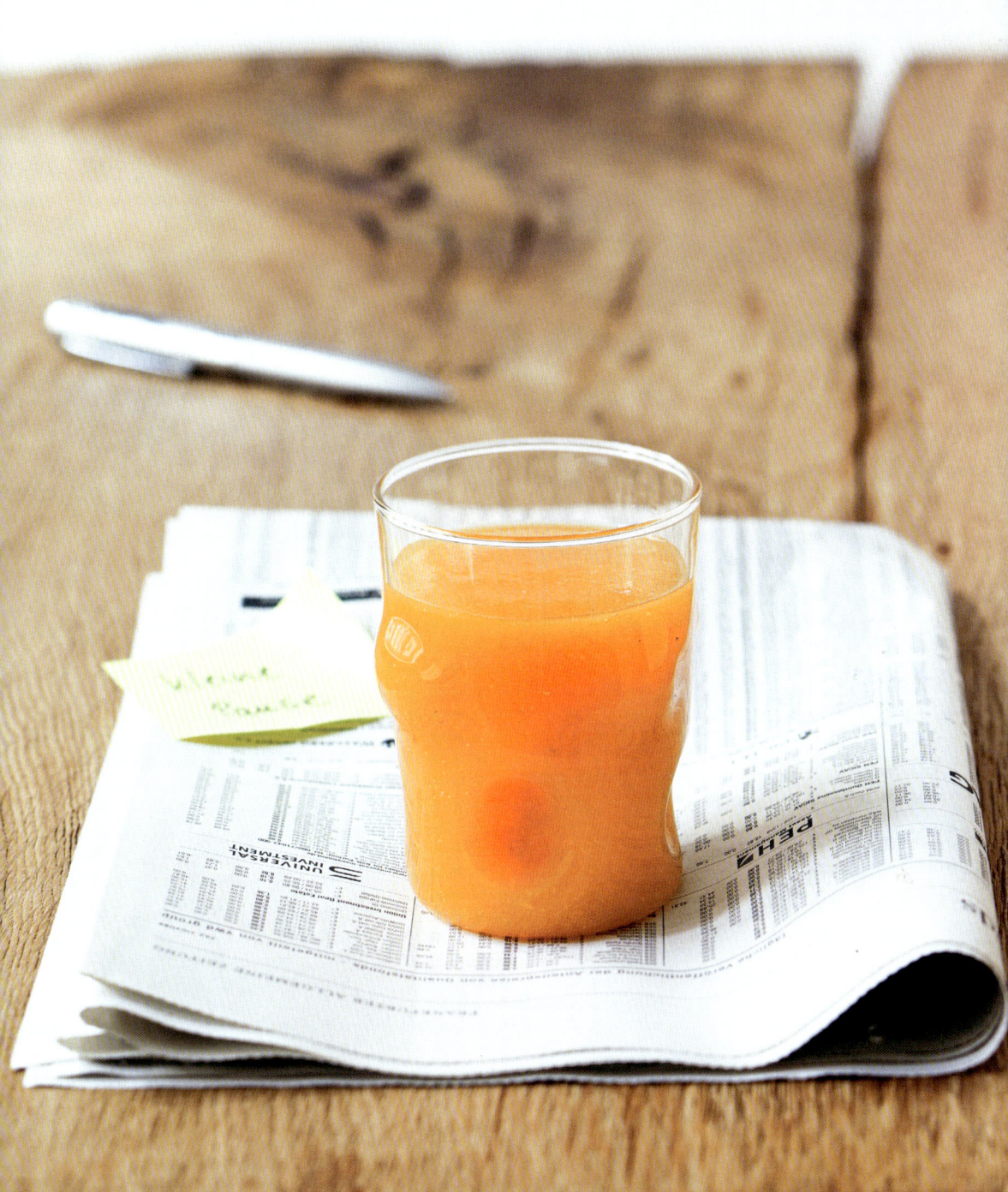

Blitzsaftrezepte

Sollten Sie keinen Entsafter haben, können Sie auch auf folgende Blitzsäfte ausweichen. Einfach die genannten Zutaten miteinander pürieren oder vermischen. Zitrusfrüchte vorher auspressen, und fertig! Wer mag, kann jeweils etwas Vanille oder Zimt zufügen.

Banane-Kiwi-Kokos

Zutaten für 1 Glas Saft:
1 Banane
1 Kiwi
Kokoswasser

Orange-Möhre

Zutaten für 1 Glas Saft:
200 ml Möhrensaft
Saft von 2 Orangen

Grapefruit-Rote-Bete

Zutaten für 1 Glas Saft:
200 ml Rote-Bete-Saft
Saft von 1 Grapefruit

Banane-Mango-Zitrone

Zutaten für 1 Glas Saft:
1 Banane
½ Mango (oder Mangofruchtmus)
Saft von 1 Zitrone

Mit Kokoswasser bis auf 250 Milliliter auffüllen.

Holunder-Grapefruit

Zutaten für 1 Glas Saft:
100 Milliliter Holunderfruchtmus
Saft von 2 Grapefruits
etwas Orangensaft nach Belieben

Möhre-Tomate

Zutaten für 1 Glas Saft:
100 ml Möhrensaft
100 ml Tomatensaft
Saft von 1 Zitrone

● **Tipp**

Denken Sie daran, die Fastensäfte nicht als Durstlöscher zu verwenden, sondern als vollwertige Mahlzeit zu sehen. Lassen Sie sich also Zeit und genießen Sie jeden kleinen Schluck.

Sie haben nun viele verschiede Zutaten eingekauft. Nach der Fastenwoche folgen zwei Aufbautage und möglichst noch viele Tage mit gesunder, basischer Kost. Das verstärkt den Fastenerfolg ungemein. Sie können aus den noch übrigen Zutaten leckere Gerichte zaubern. Orientieren Sie sich erneut an den Suppenrezepten. Kochen Sie Gemüsepfannen mit Kartoffeln, Naturreis oder Vollkornnudeln. Bereiten Sie sich knackige Salate dazu zu. Im Handumdrehen haben Sie genügend Ideen für die kommenden Tage!

Sesamkartoffeln mit gedünstetem Gemüse

Zutaten für 1 Portion:

3 kleine Kartoffeln (300 g)

2 Möhren (180 g)

4 große Champignons (200 g)

200 g Zuckerschoten

1 EL frische Petersilie

2 EL Sesamöl

1 EL Sesamsamen

Kräutersalz, Pfeffer aus der Mühle

1 Die Kartoffeln in der Schale etwa 10 Minuten kochen. Währenddessen das Gemüse putzen, die Möhren schälen und in feine Scheiben schneiden, die Champignons achteln und die Petersilie hacken.

2 Die Möhrenscheiben in 1 Esslöffel Sesamöl etwa 5 Minuten garen. Champignons und Zuckerschoten zufügen und alles für weitere 5 Minuten dünsten.

3 Nun die Kartoffeln pellen, vierteln und in einer weiteren Pfanne im restlichen Sesamöl zusammen mit dem Sesam anbraten, bis sie knusprig sind. Mit Salz und Pfeffer abschmecken, die Petersilie darübergeben und mit dem Gemüse servieren.

Zubereitungszeit: 20 Minuten

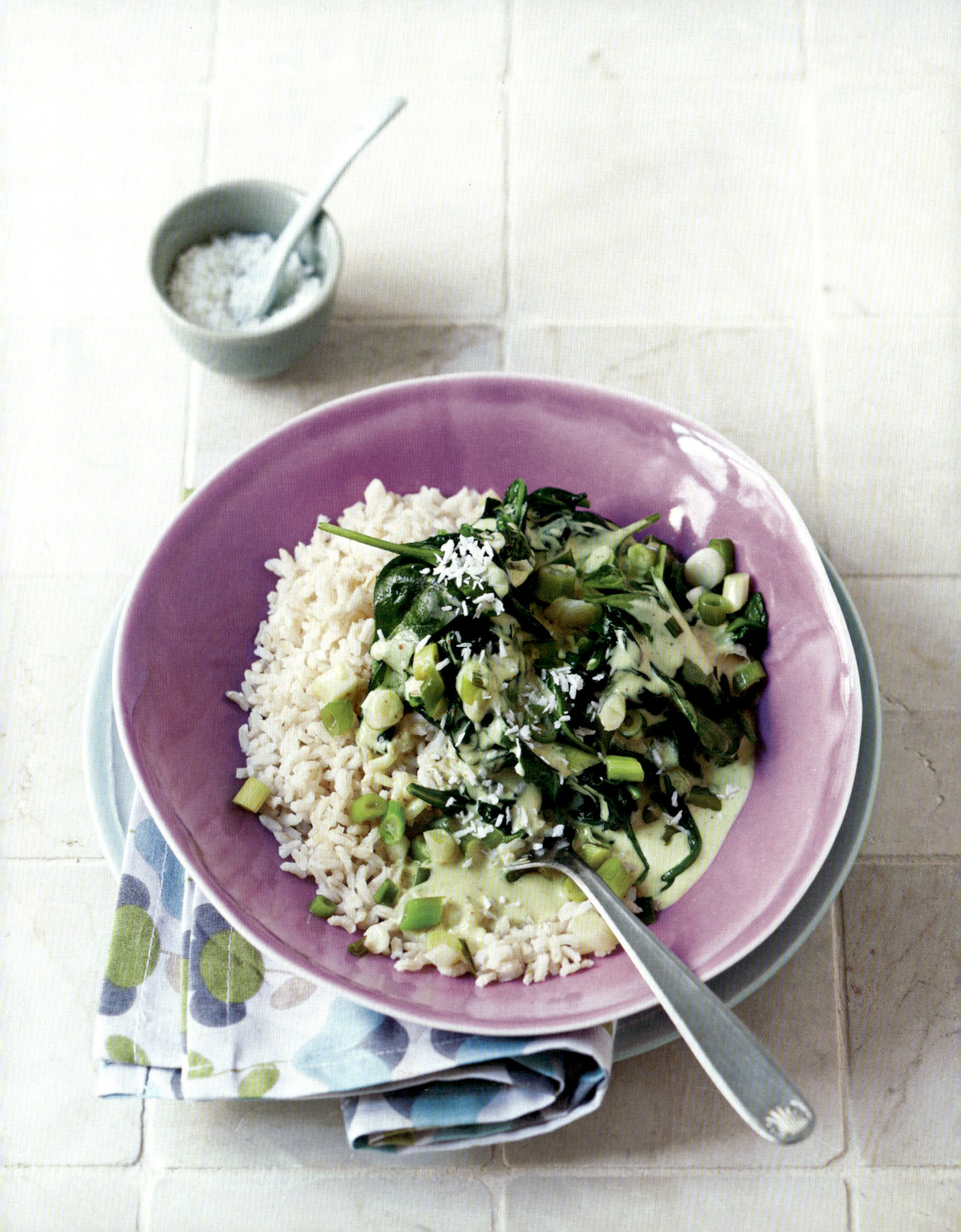

Dinkelvollkornnudeln mit Paprika-Bohnen-Gemüse

Zutaten für 1 Portion:

100 g Dinkelvollkorn-
nudeln

½ Zwiebel (50 g)

250 g grüne Bohnen

1 rote Paprikaschote
(ca. 150 g)

1 TL Olivenöl

Kräutersalz, frische
Kräuter nach Belieben

1 Das Nudelwasser aufsetzen. Sobald es kocht, die Nudeln darin al dente kochen.

2 Währenddessen das Gemüse zubereiten: Die Zwiebel abziehen und würfeln. Die grünen Bohnen putzen und die Enden abschneiden. Die Paprikaschote aushöhlen und in feine Streifen schneiden. Das Olivenöl in einer Pfanne erhitzen und zuerst die Zwiebeln für 1 Minute andünsten. Dann das übrige Gemüse zufügen und bei geschlossenem Deckel andünsten. Ab und zu umrühren.

3 Die abgegossenen Nudeln zum Gemüse geben. Fein mit Kräutersalz abschmecken, frische Kräuter zufügen und servieren.
Zubereitungszeit: 20 Minuten

● **Tipp**

Dinkelvollkornnudeln enthalten mehr Mineral- und Ballaststoffe als herkömmliche Hartweizennudeln. Trotzdem werden sie durch das Kochen relativ hell. Kochen Sie Nudeln immer al dente. Dadurch gelangen die Kohlenhydrate langsamer ins Blut und machen länger satt.

Rezeptregister

Adressen, die weiterhelfen

Ralf Moll Fastenseminare

Leitung: Dipl. oec. troph. Ralf Moll
Das Fastenwanderzentrum bietet einzig-
artiges Suppen-, Früchte- und Saftfasten als
typgerechte Fastenwanderseminare ganz-
jährig im Schwarzwald, in der Toskana, auf
La Palma (Kanarische Insel) an.
Birkhaldenstr. 29
D-72172 Sulz a. Neckar
Tel.: 07454 / 92790
Fax: 07454 / 92791
E-Mail: info@typfasten.de
www.typfasten.de
www.Ralf-Moll.de

Gisela Held

Praxis für ganzheitliche Ernährungsberatung
Scheffelstr. 8
72631 Aichtal
Tel.: 0176 / 248 740 29
www.ernaerhungsberatung-held.de

Vitalife-Versand

Fastenprodukte für das Suppenfasten,
Chlorella-Alge, grüne Tonerde, Basen-
komplex, Basentee, Zungenreiniger,
Einlaufgerät etc.
Birkhaldenstr. 29
D-72172 Sulz a. Neckar
Info-Hotline: 07454 / 92790
Bestellfax: 07454 / 92791
www.fasten-shop.de

Kanne Brottrunk GmbH & Co. Kg

Bahnhofstr. 68
59379 Selm-Bork
Tel: 02592 / 97400
www.kanne-brottrunk.de
Brottrunk, Energieriegel, Fermentgetreide

Labor L+S AG, Enterosan

Mikroökologische Stuhluntersuchungen
Mangelsfeld 4
77708 Bad Bocklet
www.enterosan.de

Bücher zum Weiterlesen

Ralf Moll, Gisela Held: **Schlank statt Sauer**, Südwest Verlag 2011

Ralf Moll: **Individuell Entsäuern**, Südwest Verlag 2007

Ralf Moll: **Suppenfasten**, Trias Verlag 2007

Ralf Moll: **Typgerechtes Fasten leicht gemacht**, Trias Verlag 2000

Ralf Moll: **Brottrunk: Natursaft für Stoffwechsel und Verdauung**, Econ Verlag 2000

Ralf Moll: **Schachmatt den Allergien**, Schnitzer Verlag 1995

Ralf Moll: **Allergiekost für Mutter und Kind**, Econ Verlag 2000

1. Auflage
© 2014 by Südwest Verlag, einem Unternehmen
der Verlagsgruppe Random House GmbH,
81673 München

Hinweis

Die Ratschläge in diesem Buch sind von Autoren und Verlag sorgfältig erwogen und geprüft;
dennoch kann eine Garantie nicht übernommen
werden. Eine Haftung der Autoren bzw. des Verlags
und dessen Beauftragten für Personen-, Sach- und
Vermögensschäden ist ausgeschlossen.

Bildnachweis

Foodfotografie und Requisiten-Styling Anke Politt
Foodstyling Diane Dittmer
Assistenz Sascha Toske

Corbis: U1-Frau (Conny Fridh); Fotolia: 15 (Elena-
thewise), 18 (Goodluz), 21, 27 (Picture Factory),
52 u. (Pascal Fink); Gettyimages: 37 (Stockbyte);
Istockphoto: 8/9 (Global Stock), 52 o. (LevKing);
Jumpfoto: 41, 42, 43, 47 (Kristiane Vey); Plainpic-
ture: 28/29 (Image Source); RF: 45 (Stockbyte/
George Doyle); Shutterstock: U1– Suppenschale
(paffy); Südwest Verlag: 73 (Jan-Dirk Hansen);
Your photo today: 2 (Burger/Phanie).

Danksagung

Mein besonderer Dank gilt Frau Eva Polzer für ihre
Ideen und Motivation bei allen Projekten in den
letzten Jahren. Ebenso danke ich meinen Eltern
und meiner Schwester Simone für ihr Engagement
in den letzten 20 Jahren, besonders bei unseren
Fastenseminaren im Ausland. (Ralf Moll)
Mein besonderer Dank gilt Peter Pomper, Susanne
Hendricks, Axel Hanselmann, meiner Familie, meinen Freunden und Kollegen für ihre unermüdliche
Unterstützung und Geduld! (Gisela Held)
Und unser gemeinsamer Dank gilt allen Mitarbei-
tern des Fastenzentrums Birkhalde für die gute Zu-
sammenarbeit, ihre Begeisterung und ihren Humor!

Redaktionsleitung Susanne Kirstein
Projektleitung Sonia Gembus, Dr. Margit Roth
Redaktion Sandra Hachmann, München
Gesamtproducing, Layout, DTP
Andreas Rimmelspacher
Bildredaktion Tanja Nerger
Korrektorat Dr. Ulrike Kretschmer, München
Umschlaggestaltung *zeichenpool, München
Reproduktion Artilitho snc, Lavis (Trento)
Druck und Verarbeitung Plenk, Berchtesgaden

Printed in Germany

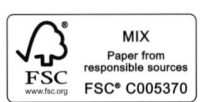

Verlagsgruppe Random House FSC® N001967
Das für dieses Buch verwendete FSC®-zertifizierte
Papier *Profisilk* wurde produziert von Sappi Stockstadt.

ISBN 978-3-517-08915-7